당뇨발
한국형 진료지침서

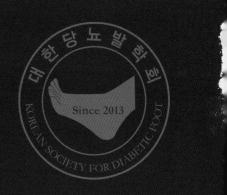

대한당뇨발학회

Korean Guideline for Management of
Diabetic Foot

당뇨발
한국형 진료지침서

첫 째 판 1쇄 인쇄 | 2014년 1월 6일
첫 째 판 1쇄 발행 | 2014년 1월 20일

지 은 이   대한당뇨발학회
발 행 인   장주연
출 판 기 획   장희성
편집디자인   차명원
표지디자인   전선아
발 행 처   군자출판사
        등록 제 4-139호(1991. 6. 24)
        본사 (110-717) 서울특별시 종로구 인의동 112-1 동원회관 BD 6층
        전화 (02) 762-9194/5   팩스 (02) 764-0209
        홈페이지 | www.koonja.co.kr

ISBN 978-89-6278-838-9

정가 40,000원

당 뇨 발
한국형 진료지침서

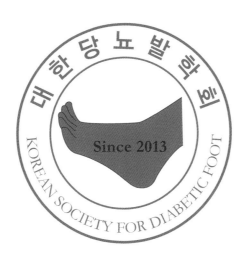

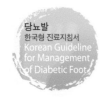

머리말

당뇨발을 치료함에 있어서 의료진과 환자의 최종 목표는 건강한 다리를 유지함에 있다. 이 목표는 전 세계적으로 동일하다. 그러나 이 목표를 달성하기 위한 진료지침은 국가마다 각각의 사정에 따라 달리 정해 질 수 밖에 없다. 따라서 경제수준과 의료수준 그리고 법적상황이 전혀 다른 나라에서 만들어진 진료지침을 그 외의 국가에서 적용한다면 실현 불가능 할 뿐만 아니라 그러한 진료지침을 따를 경우 기대 이하의 결과가 나옴으로 인해 마치 그 진료지침이 잘못 만들어 된 것으로 해석 될 수도 있다. 따라서 당뇨발로부터 궤양으로 진행되거나 절단으로 이행되는 것을 최소화하기 위해서 각 국가는 그 나라의 상황에 맞는 적절한 진료지침을 만들어야 한다.

2011년 통계에 의하면 미국에서는 인구 총수의 8.3%인 25,600,000명 정도가 당뇨병에 이환되어 있으며, 우리나라에서는 30세 이상 국민의 12.4 %가 당뇨병에 이환되어 있다고 알려져 있다. 이중 25 % 가량은 당뇨병성 족부 궤양으로 고생하다가 결국 궤양 환자의 20% 정도는 절단하게 될 위험성이 있다. 또한 족부 궤양과 관련된 절단 비용이 국가마다 차이는 있으나 서구를 기준으로 볼 때 미화 10,000 달러 이상으로 조사되었다. 따라서 이와 같이 다빈도이면서 중증으로 이환되어 막대한 국가 재정의 소모가 예상되는 중대한 질환에 대해서 진료지침서가 있어야 함은 너무나 당연한 일이다. 그러나 아쉽게도 우리나라에는 그 동안 당뇨발에 대한 전문 의학 학술단체가 구성되지 못함으로 인하여 다학제간 접근을 통한 "당뇨발 한국형 진료지침서"를 만들지 못하여 왔다. 다행히 늦게나마 당뇨발과 관련된 여러 전문 분야 전문가들이 뜻을 합쳐 2013년 2월 22일 대한당뇨발학회를 발족하였으며, 학회 초대 사업으로 당뇨발에 대한 한국형 진료지침서를 만들기로 결정 한 바 있다.

　본 지침서의 특징은 현재 당뇨발 진료에 직접 참여하는 전문가들이 한국의 현실에 합당하는 내용을 중심으로 작성하였다는 것이다. 국제적 지침중에서 이론적으로 좋은 지침이 있다고 하여도 우리나라 실정에 합당하지 않는 사항은 본 지침서 작성에 참고 자료로 활용하였다. 즉 본 지침서는 2013년 현재 한국의 실정에 맞는 당뇨발 진료지침서임을 다시 한번 강조 드리는 바이다.

　본 지침서를 만드는데 참여하여 주신 편찬위원 및 자문단 여러분들에게 감사드리며, 본 지침서가 당뇨발과 관련된 의료인들 뿐만 아니라 환자 및 가족들에게 큰 도움이 되길 기대한다. 아울러 우리나라 의료정책 결정에 참고자료로 활용될 수 있기를 기대한다.

2014년 2월

대한당뇨발학회 회장　김 동 익

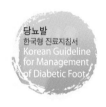

지침서가 발간되기까지

　이제까지 우리나라에서도 몇몇 당뇨발 관련 진료지침서가 발간된 바 있으나 외국문헌을 번역하거나 일정 전문가그룹의 주도로 작성되어 당뇨발과 관련된 모든 분야의 의료인들이 우리나라 진료환경에 맞춰 진료지침서로 사용하기에는 한계가 있었다. 당뇨발의 경우는 전문분야에 따라 관심영역이나 진료방침이 다를 수 있기 때문에 공통적인 진료지침을 만든다는 것 자체가 불가능한 작업일지도 모른다. 그렇지만 많은 우리나라 당뇨발 환자들을 위해 꼭 필요한 작업이기 때문에 어려운 가운데도 편찬위원들과 전문가자문단이 심사숙고하여 본 지침서를 작성하였다. 훌륭한 지침서가 되려면 독자들에게 유익한 정보가 많이 제공되어야 하고, 동시에 이 정보들의 증거수준에 입각한 객관성이 높아야 한다. 그러나 유익한 정보를 강조하다 보면 객관성이 떨어지게 되고, 객관성을 강조하면 제공되는 정보가 제한되게 마련이다. 따라서 유익한 정보의 제공과 이 정보들의 증거수준이 적절히 조화를 이루도록 아래와 같은 과정을 거쳐 내용을 정리하였다.

　본 지침서는 당뇨발 진료와 직접 관련이 있는 5개 기본 분야(성형외과, 정형외과, 혈관외과, 재활의학과, 창상전문간호사)의 전문가들을 주축으로 하고, 내분비내과, 감염내과, 신경과, 영상의학과 등 연관 분야 전문가들의 협조를 얻어 작성되었다. 당뇨발 진료와 관련된 문제들을 혈관병증, 신경병증, 발변형, 창상감염, 창상수복, 예방 및 교육 등 6개 부분으로 나눈 후, 각 부분별로 앞서 언급된 5개 기본 분야의 전문가들을 포함하여 5-9 명으로 이루어진 전문가자문단을 구성함으로써 총 51명의 우리나라를 대표하는 분야별 전문가들이 본 지침서의 집필에 참여하였다.

　본 지침서의 작성과정을 간단히 설명하면 먼저 6개 각 부분별로 진료지침 초안이 작성되었고, 이 초안은 다시 5개 기본 분야의 전문가 9인으로 구성된 본 지침서의 편찬위원회에서 검토되었다. 검토 결과 미진한 부분들은 다시 각 부분별 전문가자문단 회의를 통해 수정되었으며, 수정된 내용은 다시 9인 편찬위원회의 승인을 거쳐 최종적으로 합의가 이루어진 항목들만이 본 지침서에 포함되었다. 따라서 최소 4회 이상의 검증을 거친 내용들로 본 지침서가 작성되었다.

각 진료지침 항목들을 결정할 때는 International Working Group on the Diabetic Foot, 영국의 National Institute for Health and Clinical Excellence, 미국의 Infectious Diseases Society of America 등 권위 있는 기관의 지침서, 당뇨발 관련 논문들의 검토, 전문가자문단의 의견들을 종합하였다. 논문 검토시 각 논문들의 증거수준(evidence level)은 아래와 같이 3등급으로 구분하였다.

1등급 : SCI급 잡지에 게재된 meta-analysis나 randomized controlled trial (RCT) 연구
2등급 : SCI급 잡지에 게재된 임상연구(clinical observation)나 기타 잡지의 RCT 연구
3등급 : 기타 잡지의 임상 및 비임상 연구

각 논문들의 증거수준과 전문가자문단의 의견을 종합하여, 최종적으로 각 진료지침별 추천수준을 아래와 같이 상, 중, 하로 구분하여 표시함으로써 독자들이 진료지침 내용에 대한 신뢰도를 파악하는데 도움이 되도록 하였으며, 특히 우리나라 의료제도에 맞는 지침서가 되도록 노력하였다.

상 : 1등급 논문 다수, 전문가자문단 의견 완전일치, 혹은 이에 준하는 경우
중 : 1등급 논문 존재, 2등급 논문 다수, 전문가자문단 의견 2/3이상 일치,
    혹은 이에 준하는 경우
하 : 2, 3등급 논문 존재, 전문가자문단의견 1/2이상 일치, 혹은 이에 준하는 경우

본 지침서가 당뇨발 진료 전문가 뿐만 아니라 이와 관련된 타분야 의료인, 의료정책과 관련된 정부 및 민간기관 종사자들, 환자 및 가족 등 당뇨발에 관심있는 모든 분들에게 의미있는 도움이 되길 기대한다.

편찬위원장   한 승 규

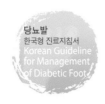

편찬위원회

위원장

김동익

성균관대 의대 교수
삼성서울병원 혈관외과

한승규

고려대 의대 교수
고려대 구로병원 성형외과

위 원

김장용

가톨릭대 의대 교수
가톨릭대 서울성모병원 혈관외과

문구현

성균관대 의대 교수
삼성서울병원 성형외과

박근영

가톨릭대 의대 교수
가톨릭대 부천성모병원 재활의학과

백미경

연세대 신촌세브란스병원
간호부

복수경

충남대 의대 교수
충남대병원 재활의학과

이영구

순천향대 의대 교수
순천향대 부천병원 정형외과

최우진

연세대 의대 교수
연세대 신촌세브란스병원 정형외과

전문가 자문단

성형외과
김유진 (가천대 인천길병원)
신동혁 (건국대병원)
이일재 (아주대병원)
홍준표 (울산대 서울아산병원)
김준형 (계명대 동산병원)
신수혜 (고려대 구로병원)
최승석 (한양대 구리병원)

재활의학과
김동휘 (고려대 안산병원)
김종문 (건국대 충주병원)
박시복 (한양대병원)
윤준식 (고려대 구로병원)
황지혜 (성균관대 삼성서울병원)
김상현 (순천향대 부천병원)
김현동 (인제대 부산백병원)
안재기 (인제대 상계백병원)
이태임 (분당제생병원)

정형외과
곽희철 (인제대 부산백병원)
양기원 (을지대병원)
이동연 (서울대병원)
한승환 (연세대 강남세브란스병원)
김학준 (고려대 구로병원)
이경태 (이경태정형외과)
정형진 (인제대 상계백병원)

창상간호사
김미진 (인하대병원)
김희정 (아주대병원)
이예나 (고려대 구로병원)
황지현 (울산대 서울아산병원)
김정윤 (분당서울대병원)
박경희 (성균관대 삼성서울병원)
이효보 (울산대 서울아산병원)

혈관외과
김향경 (중앙대병원)
박순철 (가톨릭대 의정부성모병원)
윤상섭 (가톨릭대 성바오로병원)
이태승 (분당서울대병원)
박기혁 (대구가톨릭대병원)
박종권 (인제대 해운대백병원)
이경복 (서울의료원)
정인목 (서울대 보라매병원)

영상의학과
원제환 (아주대병원)

감염내과
김지은 (한양대 구리병원)

신경과
오지영 (건국대병원)

내분비내과
고경수 (인제대 상계백병원)
남홍우 (국립의료원)
김재택 (중앙대병원)
박태선 (전북대)

당뇨발
한국형 진료지침서
Korean Guideline
for Management
of Diabetic Foot

목 차

Korean Guideline for Management of Diabetic Foot

당뇨발

한국형 진료지침서

제1장

혈관병증

말초혈관질환은 당뇨발의 예후와 관련하여 가장 중요한 인자이다. 당뇨병 환자에서 죽상동맥경화증(atherosclerosis)과 중막경화증은 가장 흔한 동맥질환이다. 중막경화증은 중막의 석회화로 발병하여 동맥내강을 침범하지 않아 하지 허혈증의 원인은 되지 않으나 탄성이 소실된 혈관으로 인하여 동맥압 측정을 방해한다. 당뇨병 환자의 말초동맥질환의 유병률은 10~40%이며 특히 다리 궤양 환자에서는 50%를 나타낸다. 당뇨병에서 죽상경화증은 비교적 젊은 연령에서 발병하고, 성별 빈도 차이가 없으며, 진행이 빠르고, 여러 부위에 동시에 발병되며, 주로 말단부위에 호발하는 특징이 있다. 궤양이 동반되어 있는 당뇨발에서 동맥관류는 창상치유와 절단율에 중요한 인자이며, 괴사조직제거, 발보존수술, 부분절단술 시행 전에 반드시 혈관 재건술을 고려해야 한다.

1-1. 진단

1-1-1

말초혈관질환 진단을 위해 간단한 문진과 신체검사를 선행해야 한다.

하지 파행증(claudication) 또는 휴지기 통증의 병력, 다리를 올릴 때 발이 창백해짐, 다리를 내릴 때 붉어짐(dependent rubor), 궤양, 피부괴사, 후경골동맥과 발등동맥 맥박 촉진, 상완발목지수 등으로 진단 가능하다. 간헐적 파행과 안정시 통증이 말초혈관질환의 증상이나 이례적으로 대부분의 당뇨발 환자들의 경우 수반되는 신경병증 때문에 심각한 하지 허혈과 광범위한 조직손상이 통증 없이 일어날 수도 있으므로 주의해야 한다.

1-1-2

당뇨 환자의 혈관질환은 신경기능평가와 함께 진단이 이루어져야 한다.

당뇨병성 혈관병증은 다른 혈관폐쇄와는 달리 신경병증과 서로 밀접하게 연관되어 있다는 특징이 있다. 혈관병증과 신경병증이 서로 다른 병리학적 기전으로 작용하는 것이 아니라 혈관병증이 신경병증에 영향을 주기도 하고, 신경병증의 결과가 혈관병증을 조장하기도 한다. 따라서 당뇨 환자에서 혈관질환을 진단할 때는 신경기능도 함께 진단이 이루어져야 한다.

1-1-3

당뇨발의 혈관병증은 큰혈관병증과 미세혈관병증을 함께 진단해야 한다.

당뇨는 죽상동맥경화증을 촉진하기 때문에 당뇨 환자에서 하지의 혈관병증은 정상인에 비해 40배의 유병률을 갖는다. 당뇨에서 죽상동맥경화의 발병기전은 혈관내피세포의 기능부전(endothelial dysfunction), 혈관근세포(vascular smooth muscle cell)의 기능부전, 혈소판 기능부전, 응고이상 및 플라크 구성성분의 변화(plaque composition change) 등 5가지로 볼 수 있다. 미세혈관병증의 특징으로는 모세혈관 기저막의 두께 증가, nonenzymatic advanced glycosylation end products (AGEs)의 증가로 인한 내피세포 의존성 혈관확장의 억제, 적혈구의 경화로 인한 허혈 및 혈관내피세포의 손상, 신경병증에 의한 동정맥단락 (AV shunt) 조장 및 이에 따르는 모세혈관의 허탈(collapse)과 혈관벽의 석회화 (Monckeberg's sclerosis) 등이다.

1-1-4

당뇨발 환자에서 발목-상완지수(ankle brachial index: ABI)가 0.6보다 낮을 경우 심각한 허혈증이 있는 것으로 볼 수 있다.

당뇨발 환자에서 발목-상완지수는 말초혈관질환의 유무를 알 수 있는 간단한 검사로 수치가 0.6 보다 낮을 경우 심각한 허혈증이 있는 것으로 볼 수 있다. 그러나, 당뇨 환자에서는 중막경화증으로 인해 혈관이 압박되지 않아 실제보다 혈압이 높게 측정될 수 있다. 심할 경우에는 300 mmHg에서도 혈관이 압박되지 않고 혈류가 유지되기도 하며 실제로 당뇨 환자의 평균 발혈압이 비당뇨인에 비해 20 mmHg 높게 측정되었다고 발표한 바 있다. 따라서 발목의 혈류파형이나 발가락 압력을 측정하는 것이 더 정확한 경우가 많으며 발목-상완지수는 그 값이 낮게 측정되었을 때 의미를 가지는 선별검사로서 활용되는 것이 적합하다.

1-1-5

발목-상완지수를 대체할 수 있는 지표로서 발가락-상완지수(toe-brachial index: TBI)가 추천된다.

당뇨 환자에서 흔히 발견되는 하지동맥의 중막석회화가 족지동맥(digital artery)에서는 발견되지 않는 경우가 많다. 보통 TBI < 0.75일 경우 말초동맥 폐쇄성 질환을 의심할 수 있다. 발가락-상완지수는 또한 당뇨 환자에서 흔히 발견되는 족부(발목 이하)에서의 폐쇄성 질환도 발견할 수 있다는 장점도 지니고 있다. 그렇지만 발목에 비해 발가락에서의 수축기 혈압 측정이 현실적으로 더 어렵다는 문제점과 함께 발가락 혈압은 자율신경병증으로 인한 말초 저항의 감소로 실제보다 낮게 측정될 수 있다는 문제점을 안고 있다(그림 1-1).

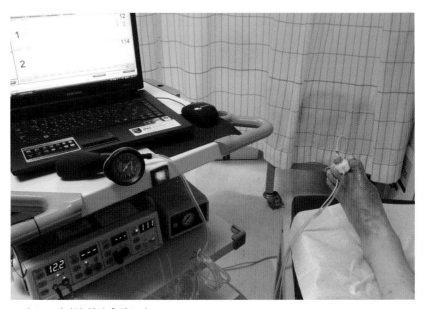

그림 1-1. 발가락 혈압 측정 모습

1-1-6
중

당뇨 환자의 경우 비정상적인 도플러 파형이 무조건 혈관 협착을 의미한다고 볼 수는 없다.

도플러는 맥박이 촉지되지 않는 혈관에서도 혈류를 측징할 수 있을 정도로 민감하다. 보통 혈관질 분석 시에는 8 MHz 도플러 탐침이 사용되는데 음파나 초음파가 아닌 빛(레이저)을 이용한 레이저 도플러 역시 동일한 원리를 응용한 방식이다. 도플러 파형 분석은 초음파 변환기 아래의 혈류에 반사되는 초음파를 계측하여 화면으로 표시되는 연속적 도플러 파형을 해석하는 것이다. 혈관내에 유의한 협착이 있을 경우 협착 부위에서는 혈류속도가 증가하며 이에 따라 파형의 크기도 증가한다(그림 1-2). 그러나 당뇨 환자의 경우, 자율신경병증으로 인해 유의한 협착이 없어도 말초혈관 저항이 감소하여 비정상적인 파형을 보이기도 한다. 이러한 이유로 당뇨 환자에서는 감소된 파 신호가 무조건 혈관협착을 의미한다고 볼 수는 없다.

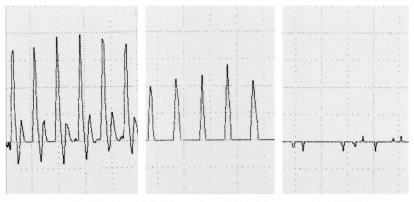

그림 1-2. 도플러 파형. (왼쪽) 정상혈관. (중간) 부분협착혈관. (오른쪽) 완전협착혈관.

1-1-7

전통적인 혈관조영술을 이용한 진단방법은 침습적이고 합병증의 가능성이 높아 필요한 경우에만 제한적으로 사용되어야 한다.

고식적 혈관조영술은 동맥천자, 조영제에 대한 알러지 반응 및 신독성 유발 가능성(creatinine수치가 2.5 이상인 경우는 시행 불가), 환자 및 시행 의사의 방사선노출, 가성동맥류 형성, 색전증발생 가능성 등 부작용이 많고 골반 및 대퇴부위 혈관에서는 정확도 및 특이도가 비교적 높으나 하퇴부위에서는 정확도가 떨어지고 협착부위가 많은 경우 혈관조영이 안 되는 부위가 많아 당뇨발 환자에서는 정확한 검사 결과를 얻기 힘들다는 단점 때문에 최근에는 비침습적인 CT 및 MRI 혈관조영술로 대체되고 있다. 또한 2차원적인 영상 만을 제공하기 때문에 편심협착 (eccentric stenosis)을 제대로 평가하지 못한다. 현재 진단목적으로만 사용하지는 않고 진단과 함께 혈관내치료를 같이 하는 경우가 많다.

1-1-8   당뇨발 환자의 혈관분포 양상을 확인하기 위해서는 일차적으로 CT 혈관조영술을 시행한다.

CT 혈관조영술은 방사성 조영제를 주입한 후 방사선을 투사하여 방사선이 투과된 정도를 컴퓨터로 분석하여 혈관분포 양상을 확인하는 비교적 비침습적 방법으로 조영되는 정도는 특정부위에 도달하는 조영제의 농도로 결정된다. 이 방법은 조영엑스선 촬영법과 마찬가지로 방사성 조영제를 사용하므로 방사선에 노출되나 기존의 조영엑스선 촬영방법보다 방사선노출도가 3.9배 낮으며 동맥천자를 하지 않는다는 장점이 있다. 그러나 조영제를 과량으로 사용하는 경우 신독성을 유발하는 단점이 있어 주의해야 한다. 방사성 조영제로 인한 신독성(creatinine 수치 0.5 이상 증가 또는 기저수치보다 25% 이상 증가)이 나타날 수 있으므로 당뇨성 신장병증 환자들의 경우에는 시행 전후 충분한 수분 공급(hydration)이 반드시 필요하다(조영제로 인한 신병증 발생시 사망률 34%로 보고됨). CT 혈관조영술로 혈관내강과 혈관벽석회화가 확인 가능한 것이 장점이기도 하나 종종 혈관내벽 석회화된 부위의 조영증강으로 인해 혈관내강의 협착 정도가 더 심한 것으로 과장되어 나타나 정확도가 떨어질 수 있고 슬와하(infrapopliteal)동맥에서는 주변에 가까이 위치한 골조직 및 정맥의 과순환(심각한 허혈에 의한 동정맥 단락 등으로 인함)으로 동맥과 같이 조기조영이 증강되어 공간 해상력(spatial resolution)이 떨어질 수 있다. MR 혈관조영술과 비교하면 시간이 적게 걸리고 가격이 더 저렴하여 보편적으로 이용될 수 있다. 특히 field of view가 어떤 장비보다도 넓고 scan time이 짧아 호흡이나 움직임에 따른 인공음영 (artifact)을 줄일 수 있다. 또한 복부대동맥 분지에서부터 족부동맥까지 3차원 재구성(3D reconstruction)에 의해 1-2개의 영상에 담을 수 있어 이후의 수술적 치료 및 혈관 내 치료의 계획을 수립하는 중요한 정보를 주기 때문에 현재 혈관조영술 중 가장 흔히 사용되는 방법이다.

1-1-9

만성신부전이나 신기능저하 가능성이 높은 당뇨발 환자들에게는 MR 혈관조영술이 추천된다.

MR 혈관조영술은 비방사성 조영제를 투여한 후 고주파를 발사하면 특정한 주파수의 고주파를 흡수한 후 동일 고주파를 방출하는 공명현상을 컴퓨터로 분석하여 혈관분포 양상을 확인하는 비침습적 방법이다. MR 혈관조영술에서 사용되는 조영제는 신독성이 적어 당뇨성 궤양 환자에서 CT 혈관조영술을 시행할 때처럼 수분공급 등 준비 과정 없이 시행가능하다. MR 혈관조영술은 자기장을 이용하는 검사방법으로 고주파를 방출하는 금속성 물질이 체내에 있는 경우, 밀실공포증이 있는 경우에는 검사를 시행할 수 없고 비용이 비싼 단점이 있다. 특히 scan time이 길어서 고령의 환자가 참지 못하고 움직이면 영상의 질이 현저하게 떨어진다. 그러나 CT 혈관조영술과 다르게 방사선에 노출되지 않고 혈관석회화 부위나 주변 골조직에 의한 공간해상도 감소가 적고 만성신부전이나 신기능저하 가능성이 높은 당뇨병성 궤양 환자들에게 시행할 때보다 안전하다. Creatinine 청소율이 30 mL/min 이상이면 조영제(gadolilium)를 사용한 MR 혈관조영술이 가능하다.

1-1-10 당뇨발 환자에서 창상부위의 치유가능성을 예측하기 위해서는 경피산소분압이 도움이 된다.

경피산소분압(transcutaneous partial oxygen tension; $TcPO_2$; 혈액의 산소가 혈관을 빠져 나와 실제 창상이 있는 피부조직으로 전달되는 산소의 양) 측정은 피부에서 비침습적으로 조직의 대사를 측정하는 방법으로, 실행하기 쉽고, 자주 측정하기도 쉬우며 측정자에 따른 오차가 적은 검사이다. 당뇨발 궤양의 치유가능성을 예측하기 위해 혈액순환 상태를 평가하는 가장 신뢰성 높은 검사이다. 당뇨발 치유에 있어 적절한 혈액순환은 창상부위에 영양분과 산소를 공급해 창상이 성공적으로 닫힐 수 있도록 해주는 필수적 요소이다. 당뇨발 환자에게 혈관검사를 하는 이유는 혈액순환의 정도를 측정함으로써 피부로 전달되는 산소나 영양분의 양을 추측하기 위함이다. 일반 창상환자의 경우 하지로의 혈액공급이 원활하다면 창상부위로의 산소공급도 충분한 것으로 판단하므로 혈관조영술이나 도플러 검사 등으로 하지의 혈액순환을 측정하고 이 결과를 토대로 치료방침을 정하나 당뇨발은 다르다. 당뇨 환자의 경우 혈관내의 혈액순환은 만족스럽더라도 혈액에 있는 산소가 창상부위로 전달되지 못하는 경우가 많으므로 경피산소분압을 동시에 측정해야 정확한 진단을 내릴 수 있다. 경피산소분압이 30-40 mmHg 이상이어야 성공적인 창상치유를 기대할 수 있다(그림 1-3).

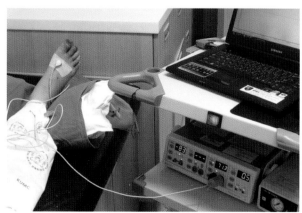

그림 1-3. 경피산소분압측정 모습

1-2. 치료

1-2-1

치료방법을 결정할 때는 혈관전문의를 포함한 여러 분야 전문가들의 종합적인 판단에 따라야 한다.

당뇨병 자체가 재관류 치료후 개통률과 사지보존율의 결과에 나쁜 영향을 주지 않으며 수술적 치료와 혈관내 치료 방법 중 어떤 것이 더 좋은지에 대하여 정확히 연구된 바는 없으나 이러한 치료방법의 결과는 병변의 형태학적 분포에 크게 좌우되므로 치료방법을 결정할 때는 여러 전문가들의 종합적인 판단에 따라야 한다.

1-2-2

보존적인 치료는 보행치료, 적절한 신발, 금연, 철저한 당조절(hemoglobin A1c <7%), 고혈압(<130/80mmHg)과 고지혈증(<100mg/dl)의 적극적인 치료를 포함해야 한다.

흡연은 당뇨발 혈관병증을 악화시킬 수 있는 가장 중요한 위험인자이기 때문에 당뇨발 혈관병증 환자는 반드시 금연이 필요하다. 흡연은 하지를 포함한 전신의 동맥경화를 유발할 수 있으며, 하지절단의 위험도를 높인다. 또한 부적절한 당치수(blood sugar level)는 혈관병증 악화인자로 특히 큰 혈관보다는 작은 말초혈관에 치명적이다. 그러나 엄격한 당조절이 하지 절단의 위험도를 낮춘다는 확증된 관련성은 없다. 고혈압은 이미 잘 알려진 동맥경화의 대표적 위험인자로 하지 파행의 위험성을 2-3배 높인다. 혈압은 당뇨발 환자에 있어서 130/80 mmHg 미만으로 엄격히 조절되어야 하며 항고혈압제 중 angiotensin converting enzyme (ACE) inhibitor가 당뇨발 혈관병증 환자에 있어서 특히 효과적인 것으로 추천되고 있다. 혈중 지질농도의 엄격한 조절이 당뇨발 혈관병증의 유발을 감소시키는지에 대해서는 아직 확정된 결과가 없으나 3-hydroxy-3-methylglutaryl-coenzyme A (HMG Co A)을 투약할 경우 하지 파행의 발생을 38%나 줄일 수 있었다는 연구결과가 있었고, 혈관병증의 진행을 지연시킬 수 있을 것으로 추측되고 있다. 혈중지질농도의 치료 목표는 LDL을 100 mg/dl 미만으로 유지하는 것이다.

1-2-3 항혈소판제, 항혈전제, 혈관확장제 등이 혈관병증에 도움이 된다.

약제의 투여와 당뇨발 혈관병증 환자의 파행 증상과의 관련성에 대한 연구결과는 아직 확실하지는 않다. 그러나 하지혈관 우회이식술 (bypass graft) 후 혈관의 개통을 증진시키고 하지 절단의 위험도를 낮출 수 있는 것으로 알려져 있어 대부분의 당뇨 혈관병증에 있어서 투약이 추천된다. 더욱이 항혈소판제제는 당뇨 혈관병증 환자의 심혈관계 합병증의 위험도를 감소시킬 수 있다고 밝혀졌다. Prostaglandin제제는 당뇨발 혈관병증 환자의 통증을 감소시키고, 당뇨발의 창상치유를 촉진시키며, 하지절단의 위험도를 감소시킬 수 있어 사용이 추천된다. 당뇨발 혈관병증의 흔한 증상 중 하나인 하지파행의 증상 조절 약제로 pentoxifylline과 cilostazol 두 가지가 FDA의 승인을 받았다. 단, cilostazol은 심부정맥을 유발할 수 있어 심장질환이 있는 환자에서는 금기이다.

1-2-4

약물 및 보존적 치료로 호전되지 않는 창상이 있는 당뇨발 환자에 있어서 경피적 동맥확장술과 혈관우회술이 동시에 가능한 경우, 기대생존율이 2년 이상이면 혈관우회술의 결과가 우수하고, 기대생존율이 2년 이내인 경우는 경피적 동맥확장술과 혈관우회술의 결과는 같다.

약물 및 보존적 치료로 호전되지 않는 당뇨발 환자에 있어서는 혈관우회이식술(bypass graft)이 전통적인 치료방법이었다(그림 1-4). 그러나 혈관우회술은 매우 침습적이고 환자에게 커다란 수술적 위험이 따른다. 이에 비해 경피적 동맥확장술은 덜 침습적이고 치명율이 낮으며 재원기간을 줄일 수 있고 더 적은 비용이 드는 등 장점이 많아 최근 많이 시행되고 있다. 더욱이 경피적 동맥확장술은 재발되는 당뇨발 궤양에 있어서도 반복적으로 시술 가능하고 정맥혈관을 보존할 수 있다(그림 1-5). 약물 및 보존적 치료로 호전되지 않는 창상이 있는 심한 혈관질환 환자에 있어서 경피적 동맥확장술과 혈관우회술이 동시에 가능한 경우를 대상으로 한 무작위 전향연구에 의하면, 환자가 2년 이상 생존한 경우 혈관우회술의 결과가 우수하였고, 2년 이내 사망한 경우에는 경피적 동맥확장술과 혈관우회술의 결과에 차이가 없었다.

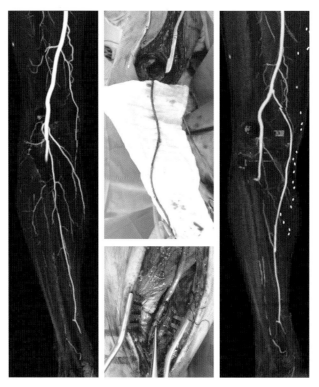

그림 1-4. 혈관우회이식술 전후의 CT 혈관조영사진과 수술중 모습

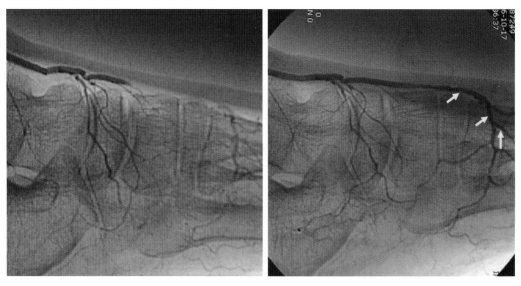

그림 1-5. 경피적동맥확장술 전후의 혈관조영사진

1-2-5

약물 및 보존적 치료로 호전되지 않는 창상이 있는 당뇨발 환자에 있어서 혈관우회술을 시행한 경우 인공 이식편을 사용한 경우보다는 자가정맥을 사용한 경우 결과가 더 우수하였다.

약물 및 보존적 치료로 호전되지 않는 창상이 있는 심한 혈관질환 환자에 있어서 경피적 동맥확장술과 혈관우회술이 동시에 가능한 경우를 대상으로 한 무작위 전향연구에 의하면 환자가 2년 이상 생존한 경우 혈관우회술의 결과가 우수하였는데, 인공 이식편을 사용한 혈관우회술보다는 3.5 mm 이상의 자가정맥을 사용한 혈관우회술의 결과가 우수하였다. 인공 이식편을 사용한 혈관우회술의 결과는 경피적 동맥확장술과 차이가 없었다.

1-2-6

고압산소치료(hyperbaric oxygen therapy; HBO)는 경피산소분압을 높이고, 창상치유기간을 단축시키며, 하지절단의 확률을 줄일 수 있다.

고압산소치료는 정상대기압 두 배 이상 압력의 100% 산소를 공급하는 치료법이다. 이 치료의 목적은 혈장에 용해되어 있는 산소의 분압을 증가시킴으로써 조직으로의 산소공급를 증가시키는 것이다. 당뇨발 혈관병증의 병변 위치가 경피적 동맥확장술이나 혈관우회이식술을 시행하기 곤란할 정도의 미세혈관에 있을 경우 고압산소치료가 효과가 있는 것으로 알려져 있다. 그러나 경피적 동맥확장술이나 혈관우회이식술이 가능할 정도의 큰 혈관에 병변이 있는데 경피적 동맥확장술이나 혈관우회이식술을 하지 않고 고압산소치료에만 의지할 경우 그 예후가 좋지 않다. 고압산소치료의 환자선택을 위해서는 경피산소분압이 가장 좋은 지표로 사용되고 있다. 경피산소분압이 40-50 mmHg 이상일 경우 그 창상은 성공적 치유를 기대할 수 있으나 30 mmHg 이하의 경우에는 보조적 치료, 즉 고압산소치료가 도움이 될 것으로 생각된다(그림 1-6).

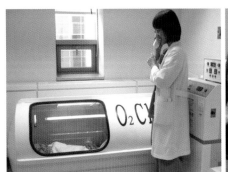
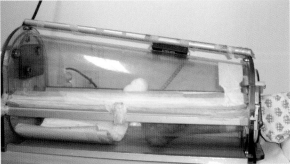

그림 1-6. 고압산소치료 모습. 전신적 혹은 국소적 치료가 가능하다.

제 2 장

신경병증

 2-1. 진단

2-1-1

당뇨병성 말초신경병의 진단을 위해 신경전도검사를 시행해야 한다.

신경전도검사는 임상에서 당뇨병성 말초신경병의 진단을 위해 가장 흔히 시행되는 검사이다. 당뇨병성 감각운동다발신경병 진단을 위해 감각신경 중 정중감각신경, 척골감각신경, 비복감각신경을 포함하고, 운동신경 중 정중운동신경, 척골운동신경, 비골운동신경, 후경골운동신경과 각각의 최소 F파 잠시(latency)를 포함하는 것이 바람직하다. 이 중 비복감각신경을 포함한 2개의 다른 신경에서 신경전도검사 변수(원위잠시, 진폭, 전도속도)의 이상이 있어야 한다. 비골감각신경 검사는 고령자 등에서 위양성(false-positive)이 많아 일상적인 진단 프로토콜에는 포함되지 않는다. 길이 의존성(length dependency)으로 인해 하지의 신경검사에서부터 이상 소견이 관찰되는 경우가 흔하다 (그림 2-1).

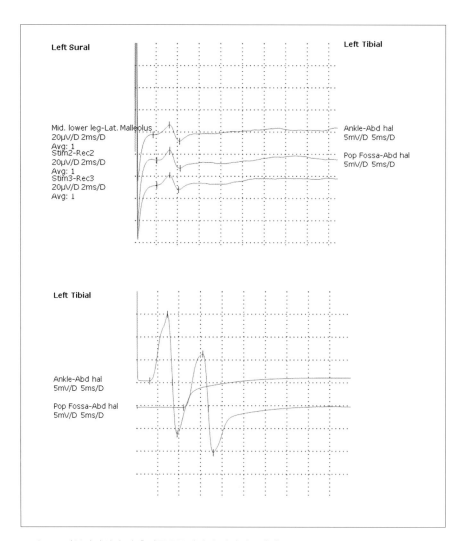

그림 2-1. 비복감각신경 및 후경골운동신경의 신경전도검사

2-1-2

당뇨병성 감각운동다발신경병 진행의 평가시, 상하지에서 각각 1개 이상의 감각과 운동신경의 전도 속도, 진폭 등을 측정하여 추적 관찰해야 한다.

당뇨병성 감각운동다발신경병의 진행을 평가하기 위한 적절한 신경전도검사 시행 시기 및 시행 간격에 대하여는, 신경전도검사와 냉각에 대한 정량적 감각검사를 12개월 간격으로 시행했을 때 신경학적 변화 여부를 민감하게 검출할 수 있다. 임상증상의 변화가 있을 때 신경전도검사의 추적검사를 고려해 볼 수 있다. 신경전도 검사를 포함하는 신경생리검사의 주기는 신경학적 변화를 파악하기 위해 최소 1년 이상 경과 후 시행할 것을 권고한다. 당뇨병성 말초신경병 임상증상의 정도와 연관성이 있는 변수로서 신경전도속도의 지연보다는 운동신경 및 감각신경 활동전위의 진폭이 고려될 수 있다.

2-1-3 당뇨병성 신경병증 진단시, 동반된 신경병증과의 감별진단을 위해 침근전도검사 시행이 고려될 수 있다.

당뇨병성 감각운동다발신경병 자체를 진단하기 위해서는 침근전도검사가 필수적이지 않다. 그러나, 당뇨병성 신경병증의 진단에서 침근전도검사는 동반된 신경병증의 진단을 위해 시행될 수 있다. 이는 당뇨병성 신경병이 단순히 거리에 비례하는 다발성의 감각운동 또는 자율신경병의 형태뿐만 아니라, 혈관염을 동반하는 당뇨병성 근위축증(diabetic amyotrophy), 다분절 몸통 신경근병증(multi-segmental truncalradiculopathy), 단일 신경병증(mononeuropathy), 국소 포착성 신경병(focal entrapment neuropathy)이 동반될 수 있기 때문이다. 또한 신경근병증이나 축삭손상 신경병변과의 감별진단에도 침근전도가 필요하다.

2-1-4

당뇨병성 감각운동다발신경병 진단을 위해서는 신경전도 검사 또는 정량적 자율신경검사를 포함한 2개 이상의 검사에서 비정상 소견을 보여야 한다.

신경기능이상의 진단검사에는 신경병증상점수(neuropathy symptom score) 또는 당뇨신경병증상점수(diabetic neuropathy symptom score), 신경병손상점수(neuropathy impairment score) 또는 당뇨신경병이학적검사점수(diabetic neuropathy examination score), 신경전도검사(nerve conduction study), 정량적감각검사(진동감지 역치검사, 냉각감지 역치검사, 10그램 단일섬유검사), 정량적자율신경검사(heart rate variation to deep breathing or valsalva maneuver)가 있다. 1998년 San Antonio Conference에 따르면 위의 5가지 검사 중 한 가지만 만족하면 당뇨병성 감각운동다발신경병을 진단할 수 있다고 하였다. 그러나 2003년 Meijer 등은 신경병증 증상이 없는 당뇨병 환자와 정상 대조군에서 1개 또는 2개의 검사에서 이상 소견을 보여, 다섯 가지 검사 중 한 개의 검사 이상을 근거로 당뇨병성 감각운동다발신경병을 진단할 때 특이도에 문제가 생김을 밝혔다. 1992년 Dyck 등은 당뇨병성 감각운동다발신경병을 진단하기 위해서는 상기 다섯 가지 검사 중 최소 두 가지 검사에서 이상 소견을 보이며 그 중 하나는 신경전도검사나 정량자율신경검사의 이상일 것을 제시하였다.

2-1-5

당뇨병성 발궤양의 발생을 예측하기 위해 Semmes-Weinstein 10그램 단일섬유검사 또는 진동감지 역치검사를 시행하여야 한다.

당뇨병성 발궤양의 위험성을 스크린하는 검사에는 Semmes-Weinstein 단일섬유검사와 진동감지 역치검사(biothesiometer, tuning fork)가 있다. Semmes-Weinstein 10그램 단일섬유검사는 큰 섬유신경병(large fiber neuropathy) 진단에 용이 하고, 1군데 이상의 감각저하가 있을 때 양성으로, 민감도는 66-91%, 특이도는 34-86%이다. Biothesiometer를 이용한 진동역치 검사에서 역치가 > 25V 이면 양성반응으로 민감도는 83-86%, 특이도는 57-63%이다(그림 2-2).

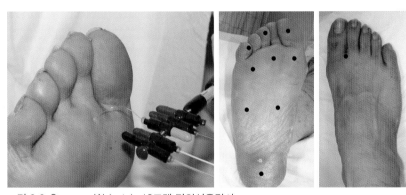

그림 2-2. Semmes-Weinstein 10그램 단일섬유검사

2-1-6

자율신경계 증상만으로 자율신경병을 진단할 수 없으며, 말단장기의 부전이 없는 상태에서 비침습적 자율신경검사를 시행하여 최소 1회 1개 이상의 검사에서 이상소견을 보일 때 자율신경병을 진단할 수 있다.

당뇨병성 신경병에서 자율신경계의 이상이 발생하며 특히 심혈관계, 소화기, 비뇨기 및 발한기능에 영향을 미친다고 알려져 있다. 따라서 자율신경증상 만으로 자율신경병이 있다고 할 수 있는가에 대한 의문이 있을 수 있다.

2-1-7

신경전도검사가 정상일 경우 당뇨병성 신경병 진단을 위해 소섬유신경병증의 증상 및 진찰소견과 함께 정량적자율신경검사 또는 피부조직검사 시행이 추천된다.

피부조직검사의 경우 실제 우리나라의 진료 현장에서는 많이 시행되고 있지 않으며 경험이 많은 검사자가 시행하는 것이 바람직하다. 따라서 정량적 자율신경검사를 보다 추천할 만 하다.

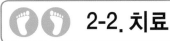

2-2. 치료

2-2-1

당뇨병성 신경병은 증상치료를 목표로 한다.

당뇨병성 신경병의 병태생리는 복잡한 경로로, 주된 기전은 고혈당, 인슐린 저항성 및 지방과다에 의한 직접적인 축삭손상과 미세혈관의 이상에 의한 신경의 허혈성 손상이다. 추가적으로, 산화적-질산화적 스트레스, 당화생성물 및 유리지방산에 의한 대사경로로 신경손상을 일으킨다. 당뇨가 처음 진단될 때에 약 10%에서 당뇨병성 신경병이 관찰되고, 서서히 진행되어 10년이 지나면 약 40-50%에서 신경병증 상이 나타난다. 이에 당뇨병성 신경병의 치료는 신경 손상 악화의 방 지와 통증완화를 목적으로 한다.

2-2-2

제1형 당뇨에서 철저한 당관리가 당뇨병성 신경병의 발생을 의미있게 감소시킨다. 상

또한, 제2형 당뇨에서도 철저한 당관리가 당뇨병성 신경병의 발생을 감소시키는 경향이 있다. 중

그러나, 제1형과 제2형에서 과도한 당관리가 심각한 저혈당 합병증의 발생을 증가시킬 수 있다. 상

2012년 Cochrane review에서 "enhanced glucose control for preventing and treating diabetic neuropathy"에 대한 17개의 RCT(randomized controlled trial)를 통해 1차 결과로 임상적 당뇨병성 신경병의 매년 발생률과 2차 결과로 운동신경전도속도와 진동역치에 대해 발표하였다. 철저한 당관리가 제1형 당뇨에서 임상적 신경병의 발생률과 신경전도속도 및 진동역치를 통계적으로 유의하게 감소시켰지만, 제2형 당뇨에서는 임상적 신경병의 발생률을 통계적으로 유의하게 감소시키지 못했고, 단지 신경전도속도와 진동역치가 통계적으로 유의하게 감소되었다. 부작용은 모든 형의 당뇨에서 저혈당 발생뿐만 아니라, 체중증가, 전신발작, 병원 입원률 및 사망률이 증가되었고, 이에 철저한 당관리의 이점과 위험성의 평가가 필요하다.

2-2-3

Alpha lipoic acid (ALA: Thioctic acid)의 경구복용과 주사요법은 당뇨병성 신경병의 증상 호전을 위해 사용이 바람직하다.

2006년 SYDNEY2 연구에서 ALA (Alpha lipoic acid) 600 mg, 1200 mg, 1800 mg을 5주간 경구복용 하였을 때 위약군보다 유의하게 신경병성 통증을 감소시켰다. 또한, ALA (Alpha lipoic acid) 600 mg 을 3주간 정주하였을때에도 위약군보다 신경병성 증상을 완화시켰다. 이는 당뇨병성신경병의 병태생리에 영향을 주고, 혈관 내피의 기능부전과 혈류의 흐름의 개선에 의한 효과로 판단되고 있다.

2-2-4
Pregabalin은 당뇨병성 신경병에서 통증치료를 위해 사용되어야 한다. （상）

Gabapentin과 sodium valproate는 당뇨병성 신경병에서 통증치료를 위해 추천된다. （중）

Oxcarbazepine, Lamotrigine, Lacosamide가 당뇨병성 신경병에서 통증 치료를 위해 고려되는 것은 바람직하지 않다. （중）

AAN(American Academy of Neurology)과 EFNS(European Federation of Neurological Societies)의 당뇨병성 신경병 통증의 진료 지침에서 pregabalin은 약 11-13% 의 통증감소와 삶의 질에서 사회 기능, 정신 건강, 통증을 개선시키고 불면증을 감소시켰다. Pregabalin의 기전은 전압의존의 칼슘채널a2-d에 부착하여 칼슘의 유입을 감소시켜서 흥분성 신경전달물질의 분비를 억제시키는 것이며, 약 용량에 비례하여 효과가 있고 반감기는 12시간이다. Gabapentin은 약 11%의 통증을 감소시켰지만, 전반적인 삶의 질에 효과를 보이지는 않았다. Gabapentin의 작용 기전은 GABA의 합성과 분비에 영향을 주고, 칼슘의 유입을 감소시켜서 흥분성 신경전달물질의 분비를 억제시키는 것이다. EFNS에서는 pregabalin과 gabapentin은 level A 이지만, AAN에서는 pregabalin은 level A, gabapentin은 level B로 추천된다. Valproate는 통증감소에 효과적이지만, 기형 발생 위험이 있고, 체중증가와 당조절을 악화시킬 수 있으므로 임산부 대상 사용에 주의하고 통증 치료를 위해 첫번째로 선택하는 약은 아니다. 그 밖에 Oxcarbazepine, Topiramate, Lamotrigine, Lacosamide 등의 항경련제들은 신경병성 통증치료에 효과가 없었다.

2-2-5

Amitriptyline, Venlafaxine, Duloxetine은 당뇨병성 신경병에서 통증 치료를 위해 추천된다.

AAN과 EFNS의 당뇨병성 신경병 통증의 진료 지침에서 항우울증 약제 중에 amitriptyline, venlafaxine, duloxetine은 통증 감소에 효과가 있었고, 삶의 질도 향상시켰다. EFNS에서는 amitriptyline, venlafaxine, duloxetine이 level A 이지만, AAN에서는 level B 이며, 1일 용량은 amitriptyline (25-100 mg), venlafaxine (75-225 mg), duloxetine (60-120 mg)이 추천된다.

2-2-6

Oxycodone, Dextromethorphan, Morphine sulfate, Tramadol은 당뇨병성 신경병에서 통증치료를 위해 추천된다.

AAN과 EFNS의 당뇨병성 신경병 통증의 진료 지침에서 opioid, tramadol은 통증 감소에 효과가 있고, 삶의 질도 향상시켰다. 1일 용량은 tramadol (200-400 mg), oxycodone (37-120 mg), morphine (up to 120 mg)이 추천된다.

2-2-7   당뇨병성 신경병 통증완화를 위해 일차적 약물로 삼환계 우울증약(amitriptyline), serotonin-norepinephrine reuptake inhibitors (venlafaxine, duloxetine), 항경련제(pregabalin, gabapentin)을 선택하고, 효과가 부분적일 때 일차적 약물을 병합해서 사용할 수 있다. 중
이차적인 약물로 oxycodone, tramadol 을 통증완화를 위해 사용할 수 있다. 중

당뇨병성 신경병의 통증 치료를 위해 환자의 상태와 약물의 부작용을 고려해서 amitriptyline, venlafaxine, duloxetine, pregabalin, gabapentin 중에 1개를 선택하고, 약의 효과가 없으면, 다른 종류의 약으로 교체하며, 효과가 부분적일때 1차적 약물끼리 병합해서 복용시 통증 완화의 효과를 증대시킬 수 있다. 1차적 약물의 병합복용에도 불구 하고 통증의 감소가 없으면, 이차적인 약물인 oxycodone, tramadol로 교체한다.

2-2-8   Capsaicin은 당뇨병성 신경병에서 통증치료를 위해 추천된다. 중
Clonidine, Pentoxifylline, Mexiletine은 당뇨병성 신경병에서 통증치료를 위해 고려되는 것은 바람직하지 않다. 중
리도카인패취는 당뇨병성 신경병에서 통증 치료를 위해 고려될 수 있다. 하

Capsaicin은 하루에 4번 도포 시 당뇨병성 신경병 통증감소에 효과적이었지만, 임상적으로 따가움 등의 부작용으로 순응도가 떨어졌다. Clonidine, pentoxifylline, mexiletine 투여군이 위약군보다 통증감소의 효과를 보이지 않았고, 이에 통증 치료를 위해 추천되지 않는다. 리도카인패취가 20-30%의 통증감소가 있었고, 환자의 70%에서 30% 이상의 통증감소를 보였다.

2-2-9   경피적 전기신경자극은 당뇨병성 신경병에서 통증치료를 위해 추천된다. 중
당뇨병성 신경병에서 전기자장치료, 저강도 레이저치료를 통증치료를 위해 고려하는 것은 바람직하지 않다. 중

경피적 전기신경자극이 대조군에 비해 약 42%의 통증을 감소시켰고, 수면을 개선시켰다. 하지만, 전기자장치료와 저강도 레이저치료에서는 대조군보다 통증감소 효과를 보이지 않았다.

2-2-10   당뇨병성 신경병에서 매일 발관리와 정기적인 진찰이 당
 뇨발 예방에 추천된다.

당뇨병성 신경병은 당뇨발의 중요한 원인으로서, 당뇨발 궤양의 위험을 7배 이상 증가시키고, 하지 절단 환자의 60% 이상에서 당뇨병성 신경병이 관찰되었다. 매일 발의 상태(발톱, 굳은살, 티눈, 발의 변형, 부종, 피부의 갈라짐과 색깔)를 점검하고, 발이 건조하지 않게 보습제를 바르며 발가락 사이를 잘 건조시킨다. 발에 압력이 골고루 분포하고 혈액순환에 방해가 되지 않는 신발이나 양말이 도움이 되고, 정기적으로 발 전문가에게 진찰을 받는 것이 추천된다.

제 3 장

발변형

3-1. 샤르코발(신경병성 골관절병증)의 진단

샤르코발은 관절변형, 병리학적 골절, 심각한 족부족관절의 구조적 파괴를 특징으로 하는 진행성 질환이다. 그러므로 이 질환은 쇠약을 유발하는 기형이나 사지절단까지 이를 수 있다.

당뇨 환자의 샤르코 관절병증의 총 발병율은 연간 1,000 명 중 6-12 명으로 보고되고 있다. 일반 당뇨병 환자군의 경우 0.08%, 고위험 당뇨발 환자의 경우 13%로 다양하다. 샤르코 관절병증의 유병율은 알 수 없으며, 이는 표준화된 임상학적 또는 방사선학적 진단 기준이 없기 때문일 수 있다. 샤르코 관절병증에 관한 연구는 문헌으로 많이 공개되어 있으나, 유병율에 대한 결론을 이끌어낼 만한 실질적인 증거를 다룬 연구는 거의 없다. 최초 보고사례로부터 300년이 지났음에도 불구하고 족부와 족근관절의 샤르코 관절병증은 여전히 감별, 관리, 치료하기 어렵고 복잡한 질환이다. 당뇨병 유병율이 전 세계적으로 높아지면서, 의료인은 샤르코 관절병증과 족부 및 족근관절의 잠재적인 사지 합병증을 인지해야 할 필요가 있다(그림 3-1).

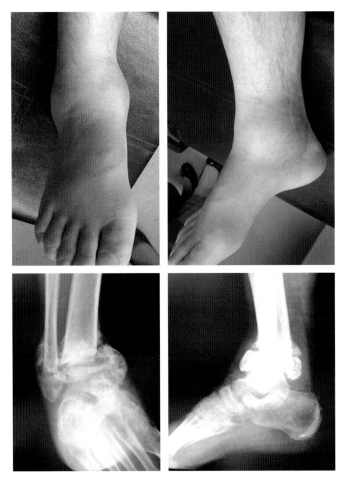

그림 3-1. 샤르코발. 발목 관절의 변형이 심하다.

3-1-1

샤르코 신경관절병증의 병인론은 신경혈관 및 신경외상의 조합임을 인지하고 다각도로 접근하는 것이 필요하다.

샤르코 신경관절병증의 병인론은 신경혈관 및 신경외상 이론에 관계된 영향들이 조합된 것으로 보인다. 심각한 신경병성 사지에 외상이 중첩된다는 이론이 급성 샤르코 발 발병과 관련하여 가장 널리 인정되는 이론이다. 이에 관련된 자율신경 신경병증으로 인해 족부로 향하는 혈액순환이 증가하고 골감소증과 이에 수반되는 골약화가 초래된다. 말초감각신경병증과 보호감각소실이 동반되므로, 환자는 보행 중 자주 발생하는 외상의 개시와 심부 골파괴를 인지할 수 없다.

3-1-2

샤르코발에서는 정상적인 싸이토카인의 불균형 및 이로 인한 과도한 골용해 촉진이 관찰된다.

많은 관심을 받고 있는 최근 이론 중 하나는 염증전 싸이토카인과 RANK-L, NF-κB 경로의 역할이다. TNF-α superfamily에 속하는 RANK-L은 NF-κB를 상향 조절시켜 파골세포 형성과 골용해를 증가시킨다. RANK-L의 디코이 수용체인 osteoprotegrin(OPG)은 RANK-L과 NF-κB 발현을 조절한다. 급성 샤르코 발의 과도한 염증 특성은 정상적인 RANK-L/OPG 균형을 방해하고 과도한 골용해를 촉진한다. 이 환자들에서 흔히 관찰되는 혈관석회화도 이 경로와 관계 있다.

3-1-3

임상적으로 종창 또는 발기형을 보이는 신경병증 환자에서는 샤르코 발의 가능성을 의심하여야 한다.

급성 샤르코 관절병증의 최초진단은 심부편측종창, 피부 온도증가, 홍반, 관절유출물, 골재흡수, 족부 무감각에 기반한 임상진단인 경우가 많다. 정상 피부에 이러한 특성이 존재하는 것이 급성 신경관절병증의 특징이다. 사례의 75% 이상이 사지 무감각과 어느 정도의 통증을 호소한다. 때로 지속성 골수염을 의심하게 하는 합병증성 궤양으로 처음 내원하는 경우에는 진단이 어려울 수 있다. 환자가 발열, 종창, 홍반성 무감각을 호소하는 경우, 일반 방사선촬영으로 골관절염의 존재를 확증할 수 없다. 대부분의 경우, 정확한 진단을 위해 더 이상의 영상기법을 사용할 필요는 없다. 외상이 동반되는 경우 일반 방사선촬영만 사용해서는 급성 샤르코 관절병증과 골수염을 감별하기가 어려울 수 있다. 실험실 검사는 정확한 진단에 유용할 수 있다. 급성골수염시 좌편향된 백혈구수 증가가 발생하나, 이는 당뇨병 환자에서 뚜렷하지 않을 수 있다. 급성염증시 적혈구 침강속도와 C-반응성 단백질(CRP) 수치가 증가할 수 있으나, 모든 염증과정에서 유사한 반응이 일어나므로 특이적이지 않다. 골생검이 골수염과 골관절병증을 구분하는데 가장 특이적인 방법이다. 생검시 활막 심층에 골 및 연조직 조각이 여러 개 존재하는 것은 신경병성 골관절병증의 특징이다. 테크네튬 골스캔은 일반적으로 골수염과 급성 샤르코 관절병증을 감별하는 데 비특이적이다. 이보다 고가인 인디움 스캔은 좀 더 특이적인 것으로 알려져 있다. 그 외에도 골관절병증과 골수염 감별에 유용한 방법은 Tc HMPAO 표지 백혈구, MRI, PET 스캔을 활용하는 골스캔이 있다. 다른 혈청학적 표지도 급성 샤르코 골관절염 진단에 유용할 수 있다.

3-1-4

샤르코발 환자의 진단시, 시기적으로 발전, 유착, 재구성의 3개 단계를 고려해야 한다.

샤르코 관절병증에 관해 가장 일반적인 분류체계는 방사선외형과 질병 경과의 생리학적 단계에 기반을 두는 아이센홀츠(Eichenholtz) 분류체계이다. 이 분류 체계는 질병을 발전(development), 유착(coalescence), 재구성(remodeling)의 3개 단계로 나눈다. 발전 단계의 특징은 두드러지는 연조직 종창, 골연골 파편화, 다양한 정도의 관절 변위이다. 유착 단계에서는 연조직 종창의 감소, 가골 형성, 골절 융합이 두드러진다. 재구성 단계는 골유착과 비대형성이 특징적이다. 아이센홀츠 체계는 방사선상에서 매우 풍부한 설명을 제공하며 유용하지만, 실제 적용에는 한계가 있다. 임상환경에서 발전 단계는 활성화되어 있는 것으로 여겨지지만 유착 단계와 재구성 단계는 진행이 중단되거나 회복 상태인 것으로 여겨진다. 최근에는 여러 저자가 부상 후 방사선검사상에서 특징적인 골 변성이 나타나지 않는 초기 염증 과정에 해당하는 단계 0을 제안했다. 이 기간은 "샤르코 전구단계"로 볼 수 있다. 기형이 아직 발생하지 않은 이 기간의 진단은 추후의 파괴적인 염증 과정을 확실히 중단시킬 수 있다. 또 다른 일반적인 분류 체계는 관련 부위의 해부학적 위치에 따른 5개 분류이다. 그러나 질병 활동을 설명하지는 않는다. 이 외의 분류 방식도 문헌에 기술되어 있으나 우수하거나 결과를 예측하는 것으로 밝혀진 것은 없다.

3-2. 샤르코발의 치료

3-2-1 샤르코발의 치료핵심은 부동화(Immobilization) 및 스트레스 감소이다.

부동화 및 스트레스 감소는 급성 샤르코 관절병증 치료의 핵심이다. 초기 급성 단계에 목발이나 다른 보조 기구를 사용하여 체중 하중을 완전히 제거할 것을 권한다. 이는 인정되는 치료 방식이지만, 3점 보행(3 point crutch walking)은 대측 사지(contralateral limb)에 가해지는 압력을 증가시켜서 반복적인 스트레스와 궤양, 신경병증 골절의 소인이 될 수 있다. 비감염성 궤양이 존재하는 급성 샤르코 병 환자의 경우 단기간의 족부 석고나 섬유유리 하중분산석고도 유용할 수 있다. 부드러운 압박 드레싱과 탈착식 석고, 공압식 보행 보조대도 효과적으로 사용할 수 있다. 일부 기관은 급성 골관절병증의 관리에 하중분산 전접촉석고(total contact cast)를 먼저 적용하는 것을 선호한다. 이러한 보행용 전접촉석고는 하지의 부종감소에 따른 하지 부피 변화량에 맞추어 적어도 1~2주마다 조정해야 한다. 초기의 하중분산 기간이 지나고 급성 단계 후 치료 단계에 접어들면 피부 온도 및 부종 감소가 시작된다. 보호를 위한 하중분산에 보조 장치를 사용해도 된다. 전접촉석고나 다른 하중분산장치(예: 고정식 족근관절 보행기, 이중 밸브석고, 전접촉 보행기, 슬관절인대보조기)를 적절하게 사용하면 대부분의 환자는 골절 융합이 진행되는 동안 안전하게 보행할 수 있다. 샤르코 구속 보조대(CROW: Charcot restraint orthotic walker) 또는 유사한 전접촉보조대는 최초의 하중분산단계에 유용한 보호 장치로 인정받고 있다. 좀 더 쉽게 이용할 수 있는 방식은 발 아래에 쿠

션 패드나 안창을 댈 수 있는 공압식 보행 보조대 또는 유사한 탈착식 석고 보조대이다. 이러한 "간이식 전접촉석고"는 테이프나 섬유유리 석고를 보행자의 신체에 감는 비탈착식으로 간단히 만들 수 있으며 치료 순응성을 강화한다. 영구 족부장치를 다시 착용하기 전의 휴식 및 부동화 평균시간(탈착식 석고 전)은 약 4~6개월이다. 보호보조대가 더 이상 필요하지 않으면 맞춤형 전장(full-length) 삽입물이나 속이 깊은 신발(extra-depth shoes)를 착용해야 한다. 족근관절 불안정성이 중간 정도인 경우에는 단하지보조기(AFO: ankle foot orthosis)와 하이톱 치료용신발이 유용하며, 후족부 불안정성이 심각하거나 부정렬인 경우에는 맞춤형 신발과 결합된 슬관절인대보조대(PTB: patellar tendon-bearing)가 필요하다.

3-2-2 약물 요법시 bisphosphonate 요법의 선택이 샤르코발의 급성단계의 중단 및 회복단계로 전환에 도움을 줄 수 있다.

최근에는 급성 샤르코 관절병증의 급성 단계를 신속하게 중단, 회복단계로 전환시키는 bisphosphonate 요법의 사용에 관심이 집중되고 있다. 이 pyrophosphate 동종체는 파골성 골의 재흡수에 대한 강력한 억제인자이며, 골다공증, 파제트 병, 반사성 교감신경 위축증 치료제로 널리 사용되고 있다.

3-2-3 골성장 전기자극이나 저강도 펄스초음파(LIPUS: Low intensity pulsed ultrasound)도 보조치료로 사용할 수 있다.

신속한 골절 융합을 촉진하기 위한 골성장 전기자극도 급성 신경관절병증의 관리에 적용된다. 저강도 펄스초음파는 샤르코 골절의 치유에 유용한 보조 방법으로 제안되고 있다. 그러나 이론상으로는 유망하지만 이러한 보조 치료 방법 중 어느 것도 대규모 전향적 다기관 무작위 시험에서 확정적으로 그 효과성이 입증된 바 없다.

3-2-4

유착이나 재구성 단계에서는 기형이나 불안전성을 조절하고 안정적 보행을 위해 외과적 재건수술을 고려할 수 있다.

급성 샤르코 병의 기형이나 불안정성을 부동화 및 하중 제거로 효과적으로 통제 또는 조절할 수 없는 경우에 재건 수술을 고려할 수 있다. 신경관절병증이 초기 단계이고 비하중 지지측인 것으로 확인되는 경우 대체로 수술은 필요하지 않다. 일반적인 의견에 따르면, 급성 단계의 수술은 심각한 과다 출혈, 골감소증, 부종으로 인해 일반적으로 권고되지 않는다. 그러나 골연골 파편화가 없이 급성 아탈구만 존재하는 급성단계에는 수술 중재를 고려할 수 있다. 급성 또는 만성 샤르코 발 환자에 대한 수술의 목적은 적절히 조절할 수 있는 안정적인 족부를 만드는 것이다. 대부분의 만성 샤르코발 수술은 다른 족부가 안정적인 경우 궤양을 유발하는 돌출된 족저 기형에 대한 외측벽 절제술(exostectomy)이다. 그러나, 원형 외고정기 또는 골수강내 금속정을 사용하는 좀 더 복잡한 관절고정술이 자주 실시되며 성공율도 높다. 단일 또는 다중 중족부 또는 후족부 융합, 삼중족관절 고정술, 경종골 융합, 족근관절 융합 등이 있다. 수술 후 환자는 피부 온도와 수술 후 부종이 정상화될 때까지 부동화시킨다. 환자를 비수술적 방법으로 치료하는 경우에는 장기간 석고 부동화에서 탈착식 석고 보조대로 전환한 다음 영구 족부 장치나 보조대를 착용하게 한다. 수술에서 치료용 신발을 착용하는 데 걸리는 평균 시간은 약 27주(7개월)로 보고된 바 있다. 수술 실패로 인한 합병증으로 사지절단이 필요할 수 있으므로 신중하게 선택하고 관리하는 것이 이 복잡한 당뇨병 사례를 해결하는 원칙이다.

3-3. 기타 발변형의 진단

발기형과 제한된 관절 가동성은 발 궤양의 위험도와 압력을 높이는 주요 요인들이다. 그러나 당뇨병으로 발생하는 몇몇 발 구조의 변화는 널리 논의되거나 잘 알려져 있지 않다.

3-3-1

당뇨 환자들에서 발변형은 골기형처럼은 보이지 않는 과잉가골형성, 제한된 관절가동성, 발기형, 그리고 연조직 변화의 형태등 다양하게 나타날 수 있음을 인지해야 한다.

발구조의 기형은 특히, 당뇨 환자들에게는 흔하게 골기형처럼은 보이지 않는 과잉가골형성, 제한된 관절 가동성, 발 기형, 그리고 연조직 변화의 형태로 나타난다. 가장 흔한 발기형은 가골형성(51-59%)이다. 그 뒤를 이어 갈퀴족지변형/망치족지변형(32-49%), 무지외반증(33%), 제한된 관절가동성(23-35%)이 있다. 신경병성 샤르코 관절의 결과로 나타나는 중족부 변형은 당뇨병에서는 아주 흔한 것은 아니다(1.4-1.7%). 하지만 이것은 의심의 여지 없이 가장 파괴적인 발구조의 변형이다(그림 3-2와 3-3).

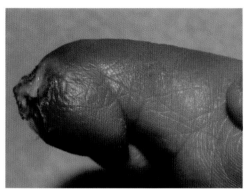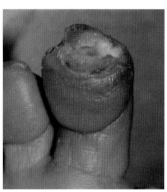

그림 3-2. 망치족지(mellet toe)로 인한 궤양

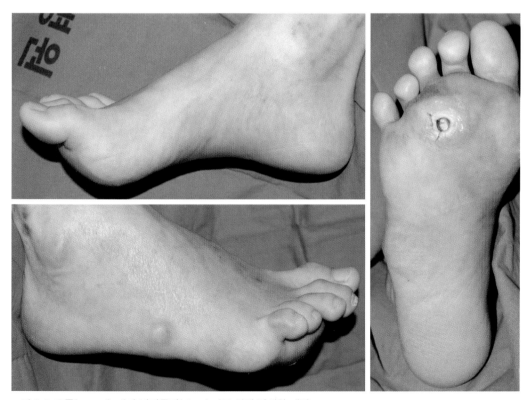

그림 3-3. 요족(cavus foot)과 갈퀴족지(claw toe)로 인해 발생한 궤양

3-3-2

발변형은 족저압의 증가와 당뇨발 궤양에 대한 위험 요인 임을 인지하여야 한다.

많은 발구조 기형은 족저압의 증가와 발궤양의 발생과 연관되어 왔다. 과잉가골형성과 제한된 관절가동은 발궤양의 위험을 높인다고 보고되어 왔다. 당뇨 환자들의 발바닥 굳은살 제거는 발바닥 최고 압력을 25-32%까지 낮출 수 있다. 발목의 제한된 가동성은 자세를 잡는 동안에 발의 일반적인 롤-오버 과정에 영향을 미치고, 앞발과 발가락의 족저압을 증가시킨다. 가장 중요한 첫번째 중족지절관절 동작의 범위와 전족부 최고 압력과의 역상관성은 밝혀져 있다. 발변형은 대부분 족저압의 증가와 당뇨발 궤양에 대한 위험요인이다.

3-3-3

발궤양을 겪었던 환자들에게서 발바닥 근육위축이 존재함을 알아야 한다.

Suzuki 등은 과거 발궤양을 겪었던 환자들에게서 발바닥 근육위축이 존재함을 증명하였다. 이 저자들은 또한 근육 위축과 운동신경전도속도(신경병과 말초 근위축과의 인과관계를 뒷받침하는 것을 제공하는)와의 중요한 관계도 밝혀냈다. Bus 등은 비슷한 나이대의 건강한 피실험자와 비교해 봤을 때, 신경병증 환자들에게서 발말초근육(저측골간근과 충양근)의 단면적이 평균 73%의 감소되었음을 확인했다.

3-3-4 발 내재근의 위축증은 당뇨성 신경병 환자들에게 갈퀴족지변형, 망치족지변형을 초래할 수 있다.

발내재근의 위축증은 당뇨성 신경병 환자들의 갈퀴족지변형, 망치족지변형을 일으킨다고 알려져 있다. 한 연구는 아주 작은 비율의 내재근 위축증을 가진 신경병증 환자들만이 갈퀴족지 변형이 있으며, 이는 근위축증이 반드시 발가락 변형을 의미하지 않는다는 것을 밝혔다. 이러한 연구 결과는 갈퀴족지 변형을 가진 환자들과 그렇지 않은 환자들 사이에서의 내재근 위축증 정도에 대한 별다른 차이점이 없다는 다른 보고서들에 의해서도 확인되었으며 더불어서, 근위축의 정도와 변형의 정도 사이에서 0.10의 낮은 상관계수를 나타냄으로써 확인되었다.

비록 이러한 연구결과들은 근위축이 발가락 변형 발생의 기여요인이라는 가능성을 부인하는 것은 아니지만, 다른 요인들이 더 중요할 수도 있다는 점을 말해주고 있다. 그리고 또한 갈퀴족지, 망치족지 변형은 갈퀴족지를 정상의 범위를 넘어서 신전시키는 근위 지골 뼈와의 간접적인 관계로 인하여 보호 역할을 하는 하위-중족골 두부 지방패드를 말초로 이동시키는 것을 유발할 수 있다고 여겨지고 있다. 지방패드의 원심변위는 당뇨 환자들에게 있어서 위에서 언급했던 갈퀴족지 변형과 증가한 중족골 두부의 최고 압력과의 관계에 있어서 근본적인 메커니즘이라 암시되어 왔다.

3-3-5

당뇨 환자에서는 족저근막이 두꺼워 질 수 있어 요족(cavus foot, high arch foot)과 같은 발변형이 초래된다.

족저근막은 뒷발꿈치로부터 발생하는 두꺼운 연결조직 구조이며 발을 통해 말초 곳곳으로 퍼져나가 근위족지골에 부착한다. 족저근막은 아치 받침과 중족지골관절의 안정성에 관여하며 자세를 잡을 때에 후족부-전족부 동작을 제어한다. 당뇨 환자들에서는 근막이 두꺼워 질 수도 있다. 근막비후는 역동적인 전족부 발바닥 힘과 상당한 연관이 있다. 근막이 두꺼워짐에 따라 인장력에 대항력을 증가시켜 요족 같은 발을 초래한다(그림 3-3).

3-4. 기타 발변형의 치료

3-4-1

발궤양 병력이 있는 당뇨 환자들에 있어서 궤양 재발을 방지하는 목적으로 발부하 감소용 신발(당뇨발용 신발)의 처방이 도움이 될 수 있다.

당뇨발용 신발의 목적은 발바닥 압력을 줄이고 재분배하여 발바닥면의 기계적 부하를 피하기 위함이다. 완벽하게 제작 맞춤 된 당뇨발용 신발은 대개 발궤양 병력이 있는 당뇨 환자들에 있어서 궤양 재발을 방지하는 목적으로 처방된다. 한 해의 궤양 재발율은 8~59% 사이이다. 비록 특별한 당뇨발용 신발이 궤양 재발율을 줄일 수 있다는 일반적인 임상적 견해와 실례가 있기는 하지만 최근 체계적인 검토에 따르면 재궤양 발생을 예방하기 위한 치료목적의 당뇨발용 신발의 효능에 대한 증거는 아직 충분하지 않다.

3-4-2

당뇨발용 신발을 디자인 할 때, 중족골 패드와 안쪽 아치 서포트를 조합한 기능성 안창이 효과적이다.

비록 신발 디자인이 당뇨발용 신발 처방 사례의 중요한 부분이라고 여겨지지만, 임상시험 결과는 없다. 우리의 현재 당뇨발용 신발 디자인 특성의 효능에 대한 지식은 주로 족저압에 관한 연구를 기본으로 한다. 기능성 안창은 지금까지 전족 최고 압력이 일반적인 신발과 비교해봤을 때 50%까지 줄어드는 몇몇의 보고가 있으며, 치료목적의 당뇨발용 신발 중에서 가장 효과적인 디자인 구조이다. 이러한 관점에서 봤을 때, 압력을 감소시키는 데 큰 영향을 미치는 중심점에 대한 관심을 더 가져야 한다. 맞춤 제작된 안창은 평평한 완충 안창과 비교해 봤을 때, 과거 궤양 발생지점 또는 당뇨병 환자 발바닥 압력의 최고 압력을 낮추는데 효과적이라고 알려져 왔다. 이러한 안창은 중족골 두부로부터 특정 부분의 부담을 근위 부위(특정 중족부)로 이동시키는 안쪽 아치 서포트와 중족골 패드의 융합으로 주로 작용된다. 이런 결과들에 따라서, 모든 가능한 안창의 배치에 있어서 평평한 안창과 비교해 보았을 때, 중족골 패드와 안쪽 아치 서포트를 조합했을 때가 중족골 두부의 최고압을 36-39%로 가장 크게 낮춘다는 최근 연구 결과가 있었다.

제 4 장
창상감염

당뇨발 감염의 치료는 적절한 항생제의 사용과 다양한 유형의 수술적 및 비수술적 요법에 의해 이루어지며, 적절한 시기에 치료하지 않을 경우 절단술에 이르는 경우가 많다. 따라서, 당뇨발 창상에서 감염의 진단과 심각도에 따른 분류를 통하여 입원 여부를 결정하고 적절한 영상 검사나 수술적 처치에 대한 결정을 하는 것이 중요하다.

4-1. 당뇨발 감염 환자의 협진체계

4-1-1

당뇨발 감염의 성공적인 치료를 위해서는 각 분야의 전문가로 구성된 당뇨발 관리팀의 체계화된 진료가 제공되어야 한다.

당뇨발 감염은 창상에서부터 시작될 수 있지만 조기에 적절하게 관리되지 않으면 심각한 결과를 초래할 수 있으므로 환자를 처음 치료하게 되는 일차진료의(1차 의료기관 전문의, 응급실 당직의, 수련의) 등이 본인의 진료 범위를 넘어선 창상 및 감염에 대하여 언제 그리고 누구와 협의할 것인지를 신속하게 결정하는 것이 중요하다. 따라서, 당뇨발 감염의 치료에는 발을 전문적으로 치료하는 정형외과 및 성형외과 의사를 중심으로 하여, 내분비전문 내과 의사, 감염전문 내과 의사, 혈관전문 내과 및 외과 의사, 영상의학과 의사, 재활의학과 의사, 일반 의사, 간호사, 영양사, 신발 전문가 등 여러 분야 전문가들이 한 팀을 이루어 치료에 임하는 것이 효과적이다.

4-1-2

외과적 괴사조직제거술에 대해 적절한 교육을 받지 않은 의료인들은 창상감염 진료시 외과 의사들(성형외과 및 정형외과)에게 자문을 구해야 한다.

중등도와 중증 당뇨발 감염에는 종종 수술적인 처치가 요구된다. 중증 감염은 생명이나 하지를 잃게 되는 상황을 초래할 수 있으므로 즉각적인 응급수술이 필요할 수 있다. 치료의사의 전공분야 보다는 당뇨발 감염에 대한 치료 경험 및 관심, 발의 해부학에 대한 깊은 이해가 요구된다. 괴사조직제거술 혹은 필요하다면 좀 더 광범위한 수술 이후에는, 창상을 적절하게 드레싱하고 보호해야 하며 많은 유형의 창상 드레싱, 하중을 줄일 수 있는 장치들을 이용한다.

4-1-3

감염된 당뇨발에서 하지허혈의 임상적 혹은 영상적 소견이 있다면, 혈관중재술 혹은 재건술을 고려하기 위해 혈관전문의에게 자문을 구해야 한다.

당뇨발 감염 환자에서 임상적으로 중요한 말초혈관허혈이 동반된 경우에는 혈관전문의의 자문이 필요하다. 경증에서 중등도의 동맥폐색을 보이는 환자들은 대부분 응급 혈관중재술 없이도 치료될 수 있지만, 심각한 허혈을 보이는 경우는 혈관내 시술이나 혈관재건술, 혹은 두 가지 모두를 함께 시행해야 한다.

4-2. 진단

 4-2-1

당뇨 환자의 발에 발생한 모든 창상에 대하여 감염 가능성을 고려해야 한다.

감염의 증거로는 염증의 전형적인 징후(발적, 온기, 종창, 압통 혹은 통증)와 함께 화농성 분비물 등이 포함되지만, 이차적 징후(비화농성 분비물, 무르거나 변색된 육아조직, 창상 가장자리의 잠식, 악취)도 포함될 수 있다. 당뇨발 감염의 위험인자에는 골 탐침(probe to bone) 검사결과가 양성인 창상, 3주 이상 지속되는 궤양 상태, 재발성 발궤양의 과거력, 외상성 발의 창상, 말초혈관질환의 존재, 이전의 하지절단과거력, 감각이상, 신기능 저하, 맨발로 다닌 과거력 등이 포함된다.

4-2-2

창상의 감염 여부는 전형적인 염증 증상(홍반, 온기, 동통, 부종) 중 최소한 2가지 이상이 있을 때 임상적 진단이 가능하다.

감염은 염증 반응을 관찰함으로써 임상적으로도 진단이 가능하다. 당뇨발 감염의 예후를 결정하는 핵심 요인들은 창상의 깊이와 감염된 연부조직의 정도이며, 정확한 평가를 위하여 우선 괴사된 조직이나 굳은살을 제거하고, 창상을 탐침하면서 농양, 누공, 이물질의 존재 여부, 골 혹은 관절과의 연결 여부를 확인해야 한다. 창상의 크기와 깊이를 기록하고 주변조직의 염증범위, 분비물의 질과 양 등을 함께 확인한다. 감염된 부위를 정확히 파악하기 위해서 영상검사와 외과적 확인이 필요하며, 심부감염이 의심된다면 창상의 부위에 상관없이 족저궁을 촉진하여 통증의 여부로 족저심부농양을 의심해 볼 수 있다.

4-2-3

감염의 범위와 깊이, 전신증상에 근거하여 감염의 정도를 분류함으로써 감염의 유형 및 심각도, 치료방침을 정해야 한다.

창상감염의 치료는 감염의 정도(경중도)에 따라 그 원칙이 다르다. 따라서 감염의 정도를 정확히 분류하여 가장 적절한 치료 방법을 선택하는 것이 필요하다. 그러나 아직까지 세계공통으로 사용되고 있는 방법은 없는 실정이다. 흔히 감염전단계(critical colonization), 국소 피부 및 피하조직 감염, 골수염, 전신증상(발열, 활력지수 이상 등)을 동반한 감염 등으로 분류하여 치료방침을 정하게 된다.

4-2-4

감염을 동반한 창상을 가진 당뇨 환자를 진찰할 때는 환자의 전신상태, 병변이 있는 발, 감염된 창상 등 3가지 관점에서 평가해야 한다.

진찰의 목표는 감염의 범위(국소적 및 전신적), 원인균주, 창상 발생의 원인이 될 수 있는 생역학적, 혈행적, 혹은 신경이상 등의 원인 등을 찾는 것이다. 대부분의 당뇨발 감염은 피부 궤양에서 시작하며, 이러한 궤양의 위험 인자들에는 당뇨의 동반 합병증인 말초신경병증, 말초혈관질환, 신경병성 골관절증, 창상 치유 부전 등이 포함된다. 전신적인 징후나 증상이 동반된 경우 광범위한 조직에 대한 강한 독성 원인균의 중증 감염을 의미하나 체온, 백혈구수, 적혈구침강속도(ESR) 등의 상승은 중증 당뇨발 감염 환자라 하더라도 절반 정도에서만 나타난다. 하지만 이러한 염증 관련 수치들의 상승은 치료 결과를 예측하는 데 도움이 될 수 있으며 감염의 소실 여부와 항생제 투약의 기간을 결정하는 데 중요한 지표로 이용할 수 있다.

4-2-5

병변이 발생한 사지와 발에 대해 동맥허혈, 정맥부전, 보호감각, 생역학적 변형 등을 함께 평가해야 한다.

감염의 치료에 있어서 혈행의 공급을 평가하는 것이 매우 중요하다. 말초동맥허혈은 당뇨 환자의 10-40%, 당뇨발 감염을 보이는 환자들의 50%에서 나타난다. 대부분의 비당뇨 환자들이 대퇴부 대동맥의 동맥경화증을 보이는 것과는 대조적으로, 당뇨병과 관련된 말초동맥허혈은 발 혈관의 보존과 더불어 대퇴-슬와 및 경골동맥에 가장 빈번하게 영향을 미친다. 정맥부전은 부종을 야기하고 신경병증은 보호감각의 소실로 인하여 창상치유를 방해할 수 있으므로 이에 대한 확인이 필요하다.

4-2-6
중

당뇨발 창상에서는 염증 반응은 나타나지 않으나 세균의 높은 부하로 인해 창상치유를 지연시키는 단계인 감염전단계(silent infection, subclinical infection, preinfection, critical colonization)가 흔하므로 성공적인 창상 치유를 위해서는 이에 대한 정확한 진단과 치료가 필요하다.

감염은 세균의 증식과 퇴적에 대한 반작용으로 숙주의 염증 반응이 과도하게 나타나게 된다. 숙주의 반응이 확연히 나타나게 되는 감염단계는 아니더라도 세균의 활동이 활발하여 창상치유가 지연되는 상태가 당뇨발 창상에서는 흔히 나타나는데 이 단계를 감염전단계(silent infection, subclinical infection, preinfection, critical colonization)라 한다. 성공적인 창상치유를 위해서는 silent infection도 항균제 등을 사용하여 적극적인 창상치료를 해야 하기 때문에 세균배양검사 등을 통하여 이를 진단해 내는 것이 중요하다(그림 4-1).

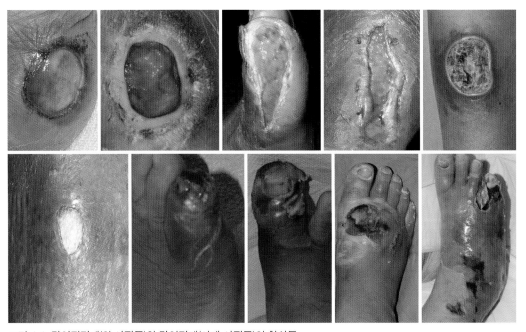

그림 4-1. 감염전단계(위 사진들)와 감염단계(아래 사진들)의 창상들

4-2-7
중

임상적으로 감염의 소견이 없는 창상의 경우라도 2주 이상 창상의 호전이 없으면 세균배양검사를 시행한다.

당뇨발 창상의 경우는 임상적으로 감염의 소견이 없는 경우라도 silent infection의 가능성이 있으므로 세균배양검사가 요구된다.

4-2-8
상

감염성 창상의 경우 경험적 항생제 치료를 시작하기 전에 농과 감염조직을 채취하여 세균배양검사를 함으로써 원인균과 감수성항생제를 확인해야 한다.

임상적으로 감염이 동반된 창상에서, 적절하게 얻은 세균배양 결과는 만성적 감염 환자 혹은 최근에 항생제로 치료를 받은 적이 있는 환자에서 적합한 항생제를 결정하는데 중요한 정보를 제공해준다.

4-2-9

검체는 단순한 면봉도말로 채취하는 것보다는 창상의 깊은 곳에서 소파술로 채취하여 조직생검을 함께 하는 것이 좋다. 골수염이 있다고 판단되면 골조직을 채취하여 조직생검과 세균배양검사를 함께 시행한다.

세균배양을 위한 검체를 수집할 때는 먼저 창상을 깨끗이 하고 괴사 조직을 제거한 후에 그리고 항생제 요법을 시작하기 전에 검체를 채취해야 하며 창상 전면에 면봉을 굴리기보다는 소파술로 궤양 기저에서 얻은 조직으로 정확한 균주를 확인할 수 있다. 면봉 도말은 피부의 상재균으로 오염되어 위양성 결과를 얻을 수 있으며 심부조직의 균주를 선별하지 못하고 혐기성 및 호기성 세균을 배양하지 못함으로써 위음성 결과를 제공할 수 있다. 이외에도 화농성 분비물 혹은 농양에 대한 흡인, 수술적 치료 중에 얻은 조직 생검을 통하여 정확한 배양 결과를 얻을 수 있다. 배양 결과는 일반적으로 2-3일 후에 얻을 수 있으므로 그람염색도말은 초기 항생제 선택에 중요한 정보를 제공할 수 있으며 그람염색도말에 다형핵 백혈구가 있다는 것은 화농성 분비에 상당하는 감염이 존재한다는 것을 암시한다.

4-2-10

당뇨발 감염을 보이는 경우 발의 단순 방사선 촬영으로 연부조직 가스와 이물질, 골조직의 이상 등을 확인해야 한다.

만성 당뇨발 감염에서는 방사선 소견 상 골수염을 나타내는 피질골미란, 골막반응, 증가된 투과성 및 경화 소견의 관찰이 필요하다. 그러나 골수염 진단에 있어서 단순방사선검사는 피질골의 변화가 늦게 나타남으로 인해서 1개월 정도까지 진단을 지연시키는 문제가 있어 최소한 몇 주 간격으로 반복된 촬영이 필요하며 골파괴 소견을 보이는 환자에서는 신경-골관절증과의 감별이 중요하다.

4-2-11

심부연부조직 감염이 의심되거나 골수염 진단이 필요할 때 선택적으로 자기공명영상(MRI) 촬영을 해야 한다.

현재까지 당뇨발에서 골감염을 진단하는데 정확도가 가장 높은 것은 MRI이다. 최근의 연구에서는 MRI가 90% 의 민감도와 79% 의 특이도를 보인다고 보고하였으며, 또한 MRI 는 누공, 심부 조직 괴사, 농양, 기타 염증성 변화 등의 진단에 최적의 선명도를 제공한다. MRI에 나타나는 당뇨발 골수염의 특징적 소견에는 T1 강조 영상에서 신호 강도 감소, T2 강조 영상 및 조영증강 후 영상에서 강도 증가 등이 포함된다.

4-2-12

감염이 동반된 만성 창상의 경우 소독된 탐침으로 궤양의 깊이를 탐색하여 그 끝이 골조직에 닿거나 골조직 위에 장시간 지속된 창상에 대해서는 골수염이 있다고 판단할 수 있다.

창상의 실제 깊이는 진찰할 때마다 끝이 무딘 무균 금속탐침으로 확인해야 하며(골탐침검사), 골탐침검사가 양성이거나 골이 노출된 창상은 골수염이 동반될 가능성이 있다. 하지만 감염된 창상이 있을 때 골탐침검사가 양성인 경우는 골수염을 의심할 수 있으나 음성이라고 해서 완전히 배제할 수는 없다.

4-2-13

발에 대한 단순 방사선 검사는 골수염을 진단하는데 민감도나 특이도가 낮으며 임상적으로 감염의 증상이 없는 상태에서 골용해 소견이 보이는 경우 신경병성관절병증과의 감별을 요한다.

골수염에 대한 진단에는 골과 연부 조직의 이상을 조기에 확인할 수 있는 MRI가 효과적이나 비용적인 장점으로 인하여 골주사검사도 여전히 초기진단법으로 사용되고 있다.

4-2-14

골수염을 확진하는 방법은 골조직배양과 조직학소견이며 골수염을 치료하기 위해 골괴사조직을 제거할 때, 배양과 조직학검사를 위한 표본을 보내야 한다.

골생검은 연부조직 생검에 비해서 당뇨병성 골수염을 진단하는데 좀 더 정확한 미생물학적 자료를 제공해주며 감염의 원인이 되는 세균에 대해 항생제 감수성을 결정하는데 도움이 된다.

4-3. 치료

4-3-1
 중

중증감염, 혈관질환이 동반된 경우, 심리적 및 사회적 이유로 인해 외래치료가 불가능한 경우, 지속적인 외래치료로 호전되지 않는 경우는 입원치료가 필요하다.

당뇨발 감염 환자들 중에서 어떤 환자가 입원이 필요한지 결정하는 주요 인자는 감염의 심각도이며, 중증감염을 보이는 모든 환자들은 종종 하지 및 생명이 위협을 받기 때문에 입원이 필요하다. 반면, 경증감염 환자들 대부분은 지속적인 외래 치료만으로 호전이 가능하며, 중등도 감염을 보이는 환자들은 필요한 진단적 검사와 좀 더 신속하고 적절한 치료를 시작하기 위해 단기간의 입원치료가 필요할 수 있다.

4-3-2
하

입원환자의 퇴원기준은 임상적으로 염증소견이 없고 수술적인 처치가 필요 없으며 혈당의 조절이 이루어져야 하고 퇴원 후에도 지속적인 항생제 투약, 전문적인 창상관리, 외래추적 등에 대한 명확한 계획이 있어야 한다.

전신성 염증의 증상이 호전되고, 환자의 신진대사가 안정되며, 응급수술이 필요없을 때, 퇴원을 고려할 수 있다. 퇴원 후에는 항생제 치료(균주 감수성, 투약경로, 지속기간), 창상관리 계획, 하중-경감 치료 등을 지속적으로 유지해야 한다.

4-3-3

감염된 창상의 항생제 투여시에는 적절한 창상관리와 괴사조직제거술이 동반되야 한다.

경험상으로 선택하거나 세균배양 및 감수성검사 결과를 근거로 선택한 항생제가 아무리 적합하다 하여도 적절한 창상관리와 괴사조직제거술이 동반되지 않는다면 불충분할 수 있다.

4-3-4

세균 배양 및 감수성검사 결과가 나올 때까지, 또는 세균 배양 및 감수성검사를 할 수 없는 경우에, 그리고 이전의 항생제를 투여 받았고 세균 배양 검사 결과가 음성인 경우에는 가장 흔한 원인균 조합을 고려해서 경험적 항생제를 투여한다.

최근에 항생제 치료를 받은 적이 없는 환자의 경증에서 중등도 감염의 경우, 그람 양성구균을 치료할 수 있는 항생제를 선택한다. 중증감염의 경우는 배양결과와 항생제 감수성 결과를 기다리는 동안 경험적 광범위 항생제 요법을 시작한다.

감염시작과 관련된 인자에 따른 균주를 고려해야 한다. 예를 들어, 발에 천자 창상이 있을 경우에는, 특히 신발을 통한 창상일 경우 녹농균 감염을 의심할 수 있다. MRSA의 감염이 의심되거나 임상적으로 중증일 때, MRSA 감염의 과거력을 가진 환자에게 MRSA에 대한 경험적 항생제 치료를 고려한다.

4-3-5

항생제 투여경로는 감염 중등도에 근거하여 결정한다.

경도의 감염에는 단기간 경구용 항생제 요법으로 가능하며 경구용 항생제 복용이 어려운 경우, 경구용 항생제에는 효과가 없다고 알려진 병원체일 때, 열과 같은 감염의 전신증상이 있거나, 창상변연부에서 1 cm 이상 연부조직 염증소견이 있을 때, 심부감염이 의심될 때는 항생제 주사요법이 필요하다. 다만 환자의 상태가 안정되고 감염이 조절되면 경구용 항생제로 바꿀 수 있다.

4-3-6

감염의 증상과 징후가 모두 해소되면 창상이 완전히 치유되지 않았어도 항생제 투여는 중단한다. 경증감염의 경우 약 1-2주 동안, 중등도 혹은 심한 연부조직 감염의 경우 약 2-4주 동안 투여한다.

당뇨발 감염에 대한 항생제 요법의 지속기간은 감염의 정도, 골수염의 유무, 치료에 대한 반응 등으로 결정한다. 항생제 투여기간을 미리 정해놓는 것은 불충분한 치료나 불필요하게 연장된 치료기간이란 결과를 가져올 수 있으며 비용, 약물 부작용, 항생제 내성의 발생 위험 등을 증가시킨다. 일단 감염의 임상 증상이 호전되면 항생제를 중지할 수 있고 창상봉합을 촉진하거나 후속 감염을 예방하기 위해 창상이 치유될 때까지 항생제 요법을 지속할 필요는 없다.

4-3-7

괴사조직제거술로 감염조직이 완전히 제거되었을 때는 1-2주, 감염성 및 괴사성 조직이 남은 경우에는 4주, 골수염이 있는 경우 6주 이상의 항생제 치료가 필요하다.

어떤 유형의 당뇨발 감염에 대해서든 가장 적합한 치료 기간은 명확히 규정되어 있지 않으며 남아있는 괴사 조직이나 감염된 골조직의 존재와 양, 연부조직의 상태 등을 고려하는 것이 중요하다. 괴사조직제거술이 감염조직을 남기지 않았을 때에는, 단기간의 항생제 요법으로 충분하며, 수술 후에도 감염된 골 조직이 남아있다면 치료기간을 연장해야 한다. 골수염의 경우, 초기에 정맥 항생제 요법이 필요하며 염증지표의 감소(특히 CRP와 ESR), 연부조직 감염의 소실, 창상의 치유 및 방사선 소견상의 변화 등으로 치료 기간을 결정할 수 있다.

4-3-8

고압산소요법, 구더기(유충), 음압창상치료법(negative-pressure wound therapy, NPWT), 자외선, 광선치료 등과 같은 보조요법이 창상감염치료에 도움이 될 수 있다.

이들 치료법의 효과에 대해서는 아직 더 많은 연구가 진행되야 하며, 심한 감염이나 골수염이 동반된 창상의 경우에는 항생제 치료, 괴사조직제거술 등과 함께 사용되어야 한다(그림 4-2).

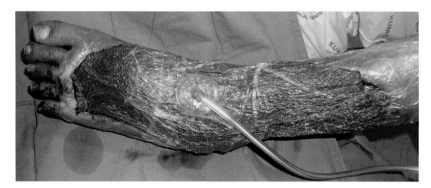

그림 4-2. 음압창상치료법

4-3-9

중

중등도 혹은 심한 당뇨발 감염의 경우에는 수술적 처치의 필요성에 대하여 해당 외과의와 상의하여야 한다.

감염조직과 괴사조직의 배농과 절제와 같은 간단한 술식에서부터 연부조직이나 골결손의 재건, 하지의 혈관재건 및 하지절단과 같은 전문술식에 이르기까지 다양한 수술적 처치가 필요하다. 생명 및 사지를 위협하는 중증 감염이나 사지의 위급한 허혈 상태에 대해서는 즉시 수술적 자문을 구해야 한다. 심부 조직의 가스, 농양, 괴사성 근막염 등이 수반된 당뇨발 감염의 경우 즉각적인 수술적 치료를, 괴사를 동반한 광범위한 골 및 관절의 염증에 대해서는 응급에 준하는 수술적 치료를 시행해야 한다. 그러나 응급으로 괴사조직 제거술 혹은 배농술을 시행한 후에도 좀 더 전문적인 괴사조직제거술 및 재건술이 필요한 당뇨발 감염에 대해서는 풍부한 경험과 발 해부학에 대한 적절한 지식을 가진 전문의에게 의뢰해야 한다(그림 4-3).

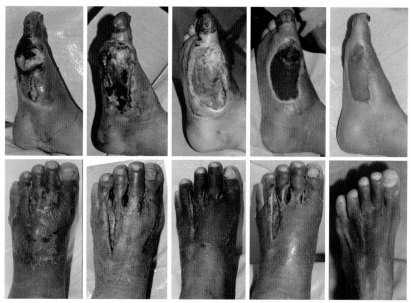

그림 4-3. 심한 당뇨발 감염도 전문가에 의한 적절한 괴사조직제거술로 충분히 치료가 가능하다.

4-3-10

허혈성혈관병변이 동반된 당뇨발 감염에 대해서는 조기에 혈관중재술 및 혈관재건술을 고려해야 한다.

감염된 사지에 허혈이 동반되어 있으면 혈관 전문의에게 환자를 의뢰해야 한다. 대부분의 증례에서, 당뇨발 감염의 허혈은 말초혈관(미세혈관) 질환 보다는 큰 혈관의 죽상동맥경화증에 의한 경우가 많으며, 중증 감염이 동반된 허혈성 당뇨발 환자의 경우, 항생제 요법으로 감염이 호전될 때까지 기다리기 보다는 혈관재건술을 조기에 시행하는 것이 바람직하다. 또한, 혈관재건술을 기다리는 동안 감염성 괴사 조직에 대한 신속한 괴사조직제거술이 선행되어야 한다.

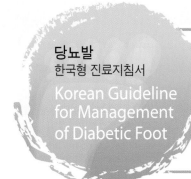

당뇨발
한국형 진료지침서
Korean Guideline
for Management
of Diabetic Foot

제 5 장
창상수복

 ## 5-1. 드레싱(Dressing)

5-1-1
 다학제적 발치료팀의 전문 의료진이 창상의 임상적 평가,
환자 선호도, 임상상황과 비용 효율성을 고려하여 드레싱
을 선택해야 한다.

창상 드레싱에 대한 대부분의 근거가 명백하지 않고(대부분의 일대일
비교는 두 개의 비교 드레싱 사이에 유의한 차이를 보이지 않았다) 낮
은 혹은 중간의 근거수준을 보여, 특정 창상 드레싱을 당뇨발 창상에
추천하기 어려우며 당뇨발 창상의 복잡성 때문에 모든 경우에 적합한
표준화된 드레싱은 없다. 특정 창상 드레싱에 대한 강력한 증거가 없
으므로, 다학제적 발치료팀이 창상의 임상평가, 환자의 선호도와 경
험, 임상상황을 고려하면서 비용 효율적인 드레싱을 선택해야 한다.
드레싱을 하기 전에 당뇨발의 상태를 먼저 사정한 후 드레싱의 기능
과 형태에 따라 적절한 드레싱을 선택하는 것이 창상관리자에게 가
장 기대되는 역할 중 하나라고 할 수 있다.

5-1-2

의료진은 환자의 창상과 드레싱을 정기적으로 관찰해야 한다.

감염이 적절하게 관리되고 있지 않은 당뇨발의 경우에는 빨리 악화되기 때문에 규칙적인 시진과 창상평가가 필요하다. 따라서 당뇨발 창상치료에 있어서 5일 이상 제자리에 유지하는 드레싱은 일반적으로 적절하지 않다. 감염이나 다량의 삼출성 창상에서, 의료진은 매일 창상을 관찰해야 하며 감염이 조절되면 2, 3일에 한 번씩 관찰한다. 창상의 상태가 변함에 따라 다른 종류의 드레싱이 필요할 수 있다.

5-1-3

적절한 드레싱은 습윤창상치유를 유지하면서 과도한 삼출물을 흡수하여야 한다.

창상 드레싱의 주요한 기능은 가장 적절한 치유환경이 될 수 있도록 돕는 것이다. 목표는 육아조직(상피화를 위한 모든 세포성분을 포함하는 새로운 조직)형성, 자가용해 과정, 혈관 신생과 상피세포들의 창상으로의 좀 더 빠른 이동을 촉진시키는 습윤환경을 조성하는 것이다. 단, 너무 축축한 드레싱은 감염으로 변화하기 쉬우므로 주의한다. 많은 종류의 드레싱제제가 창상을 보호하고, 창상치유를 촉진시키며, 감염을 예방하거나 치료하는 다양한 기능을 가지도록 디자인 되어 있다. 적절하게 창상 삼출물을 잘 처리하고 균형 잡힌 환경을 증진하는 드레싱이 창상치유 결과를 향상시키는 중요 요소이다.

5-1-4

의료진은 창상의 위치, 크기, 깊이, 삼출물의 양, 감염이나 괴사의 유무, 주변 조직의 상태에 따라 드레싱을 선택해야 한다.

창상의 상태와 관계 없이 모든 창상에 좋은 드레싱제제는 없으며, 같은 창상이라고 해도 창상치유가 진행되면서 창상의 상태가 변하기 때문에 여기에 맞춰 드레싱제제의 선택도 변해야 한다. 창상 드레싱의 선택은 창상 바닥의 특성에 따른다. 건조하면 습윤하게 하고, 삼출물이 많으면 흡수할 수 있어야 하며, 괴사조직이 있으면 괴사조직을 제거해야 한다(그림 5-1). 흔히 사용되는 드레싱제제는 다음과 같다.

1) 젖은 생리식염수 거즈: 마른 창상이나 괴사 창상에 사용
2) 하이드로젤(hydrogels): 마른 창상이나 괴사 창상에서 자가용해를 촉진
3) 필름(films): 마른 창상에 습윤 제공
4) 알지네이트(alginates): 과도한 삼출물을 흡수, 소량의 출혈시 지혈 효과
5) 하이드로콜로이드(hydrocolloids): 경도의 삼출물을 흡수하고, 자가용해 촉진
6) 폼(foams): 경증도나 중증도의 삼출성 창상에 사용(그림 5-2부터 5-5)

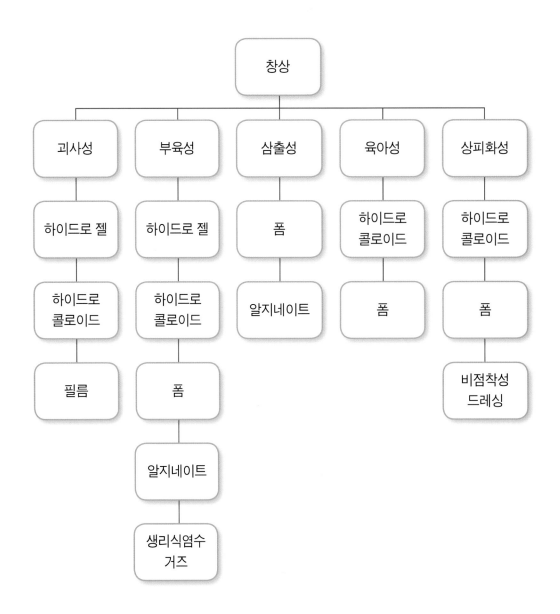

그림 5-1. 당뇨발 창상치료에 사용되는 드레싱제제의 분류

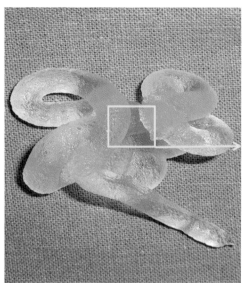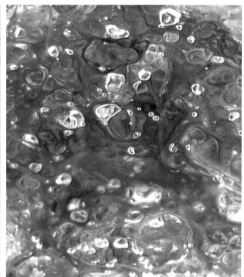

그림 5-2. 하이드로젤 드레싱. 오른쪽은 확대모습

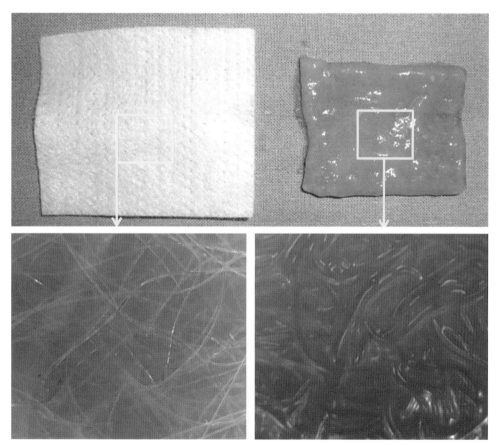

그림 5-3. 알지네이트 드레싱의 삼출물 흡수 전후 모습. 아래는 확대모습

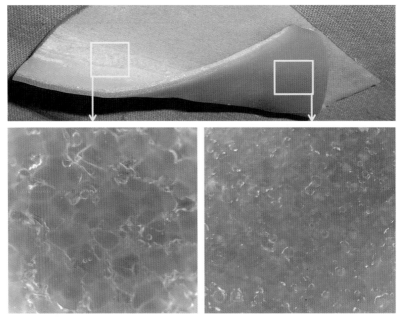

그림 5-4. 하이드로콜로이드 드레싱. 아래는 확대모습

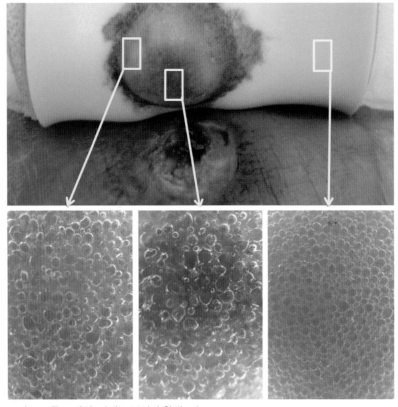

그림 5-5. 폼 드레싱. 아래는 부위별 확대모습

5-1-5

창상은 드레싱을 교환할 때 마다 생리식염수나 비세포독성 창상세정 용액으로 세정한다.

건강한 육아조직이 있는 깨끗한 창상에는 살균소독제(예; povidone iodine, iodophor, hydrogen peroxide, acetic acid)를 사용해서는 안되며 생리식염수, 증류수 혹은 비세포독성 창상세정제 (non-cytotoxic wound cleansers)를 사용한다. 세정용액은 최소 방 온도 정도를 유지해야 하며 초기와 매번 드레싱을 교환할 때마다 세정해야 한다. 창상 표면의 세균과 조직 손상을 줄이기 위해서 창상은 100-150 ml의 용액으로 부드럽게 세척해야 하며 안전하고 효과적인 창상 세척 압력은 4-15 p.s.i. (pounds per square inch) 정도이다(이 정도의 압력은 창상에서 4-6 inch 정도 떨어져서 19 게이지 주사바늘이나 뾰족하지 않은 바늘이 달린 35 ml 주사기, 혹은 일회용 100 ml 생리식염수통을 통해서 얻을 수 있다). 세척은 창상바닥의 치유를 준비할 수 있도록 죽은 조직을 제거하고, 세균부담과 삼출물을 줄인다. 또한 biofilm을 제거하는 데에도 도움을 준다. Biofilm이란 세균들이 서로 독립적으로 떨어져서 존재하지 않고 집락을 형성한 것으로 만성창상의 치유를 지연시키는 중요한 원인 중의 하나이다.

5-1-6

드레싱 교체시 창상에 손상이 가해지지 않도록 해야 하고 환자의 통증을 최소화해야 한다.

정상감각을 가진 환자들은 물론 신경병증 혹은 신경허혈증이 있는 환자도 창상이나 치료 때문에 통증을 느낄 수 있다. 드레싱 교환시 손상을 예방하고 창상관련 통증을 최소화하는 전략을 구축하는 것이 중요하다. 부드러운 실리콘 드레싱을 사용하거나 불필요한 창상의 조작을 피하는 것도 포함되며 적절하다면 비접착성(low- or non-adherent) 드레싱이나 진통제가 포함된 드레싱을 사용한다. 드레싱을 제거하기 어려울 때는 생리식염수나 창상 세척 용액으로 적시는 것이 중요하며 드레싱 제거시 창상과 주변피부를 살펴 손상이나 감염의 증거를 확인해야 한다.

5-1-7

임상적으로 감염이 확인되거나 위험성이 높은 당뇨발 창상에는 은(silver) 등 항균제가 포함된 제품을 사용하면 효과를 볼 수 있다.

임상적으로 감염이 확인되거나 세균부하가 높아 창상치유가 지연되고 있는 경우(subclinical infection, preinfection, critical colonization), 항균제의 사용, 특히 국소항균제나 은제제 드레싱이 기존의 치료보다 우수하다는 사례가 보고되고 있다. 비감염성 창상에 국소항생제를 사용하는 것은 비용과 잠재적인 국소 부작용뿐만 아니라 추후 균내성을 악화시킬 수 있으므로 부적절하다.

5-2. 괴사조직제거술(Debridement)

5-2-1

괴사조직제거술(debridement)을 시행할 때는 창상의 원인, 치료의 경력, 환자의 전신상태(동반질환, 혈액순환정도) 등 창상 외적인 요인부터 창상의 깊이 및 넓이를 파악하여 어떤 괴사조직제거술 방법을 적용할지를 결정하여야 한다.

외과적 괴사조직제거술(surgical debridement)은 전문적인 교육을 받은 숙련된 의료진에 의해 시행되어야 한다. 의료진은 환자의 과거력과 현재 이환되어 있는 질환을 파악하여 수술적으로 조직제거를 시행하였을 때 창상의 치유에 영향을 끼치는 요소가 없는지 파악하여야 한다. 그리고 창상 자체의 넓이와 깊이, 창상 주위 조직의 염증의 소견(홍반, 열감)을 관찰하고, 특히 창상의 깊이를 금속탐침을 이용하여 측정하여 조직에의 침범 정도를 파악하는 것이 좋다. 만약 이와 같은 평가에서 깊이가 건, 인대, 골조직 등까지 침범하여 그 깊이가 깊고, 창상 부위보다 넓은 피부의 염증과 부종 및 출혈성 괴사와 수포가 관찰될 때에는 괴사성근막염 등을 감별 진단함과 동시에 광범위 절제술이 필요 할 수 있으므로 이를 담당할 수 있는 의료진에게 의뢰한다. 또한 감염과 더불어 전신증상(발열, 의식저하, 백혈구 증가 등의 합병)이 있을 때는 입원치료가 가능한 전문 의료기관으로 전원이 필요하다.

5-2-2

괴사조직제거술을 시행하면 안되는 경우는 첫째 건강한 붉은 육아조직, 둘째 세균감염 없는 허혈성 창상, 셋째 건조된 괴사딱지가 있는 안정된 발목 창상이다.

건강한 붉은 육아조직은 제거해서는 안되며 세균감염 없는 허혈성 창상도 죽은조직 제거술의 금기이다. 또한 현재 치료지침으로는 건조된 괴사딱지가 있는 안정된 발목 창상은 부종(swelling), 발적(redness), 요동(fluctuation), 분비물(drainage)이 있을 때에만 괴사조직제거술을 시행하도록 되어 있다. 괴사조직제거술을 하기 전 환자는 혈관상태에 대한 검사를 하여 허혈이 있는 경우는 재관류 시술을 먼저 시행받아야 한다. 이 세 경우를 제외하고 적절한 괴사조직제거술은 항상 국소창상치료, 드레싱, 창상봉합 보다 우선적으로 시행하여야 한다.

5-2-3

만성창상에서 성공적인 창상치유를 위해서는 정기적이고 잦은 괴사조직제거술이 필요하다.

정기적인 괴사조직제거술은 창상치유를 촉진시키며 이차적 치유의 가능성을 증가시킨다. 괴사조직제거술을 자주 하지 않으면 창상치유를 지연시킬 수 있으며 이차적으로 감염의 위험을 증가시킬 수 있다. 외과적 괴사조직제거술은 괴사조직이 지속적으로 생성될 경우 필요한 만큼 최대한 자주 시행되어야 한다. 잦은 괴사조직제거술은 흔히 유지 괴사조직제거술(maintenance debridement) 이라고도 한다. 다음에도 괴사조직제거술이 필요할지의 여부는 매번 드레싱을 교체할 때 결정되어야 한다. 창상이 치유되지 않으면 의료진은 현재의 치료계획을 점검하고 치유가 지연되는 근본원인을 찾아야 한다(예; 허혈, 감염, 염증). 또한 환자가 치료지침에 잘 따르고 있는지도 점검하여야 한다.

5-2-4

괴사조직을 가장 빠르고 철저히 제거하기 위해서는 외과적 괴사조직제거술을 시행하여야 한다.

어떤 괴사조직제거술 방법 중에 임상적으로 당뇨발 창상의 치료에서 가장 표준이 되는 방법은 칼(scalpel), 가위(scissors)를 이용한 정기적인 외과적 괴사조직제거술이다. 다른 괴사조직제거술 방법은 덜 확실하고 절제 정도를 조절하기 어려우며 반복적인 시행이 필요하고 시간이 더 걸린다. 다섯 가지의 괴사조직제거술 방법 중(수술적, 효소적, 자가분해적, 기계적, 생물학적) 수술적 괴사조직제거술만이 임상시험에서 효과가 있음이 증명되었다. 수술적 괴사조직제거술은 의사가 수술실에서 마취하에 괴사조직을 날카로운 도구를 이용하여 제거하는 것을 말한다. 많은 괴사조직을 가진 창상과 감염된 조직이 연관될 때 이용될 수 있으며, 죽은 조직의 범위가 명확할 때 효과적으로 죽은 조직을 제거할 수 있다. 또한 창상감염이 봉와직염과 같이 광범위하게 진행된 환자에서 빠른 시간 내에 위험한 상황을 극복할 수 있는 방법이 되기도 한다. 하지만 제거해야 하는 조직과 보존해야 하는 조직을 완벽하게 조절할 수 없다는 단점이 있고, 환자에게 통증을 유발하여 마취 및 술 후 진통제가 필요할 수 있다. 또한 범위가 클 때는 수술실을 필요로 하여 비용이 많이 들며, 숙련된 의사에 의해 시행되어야 효과적인 시술이 될 수 있다(그림 5-6).

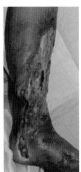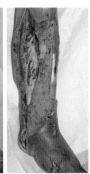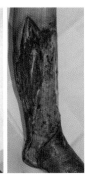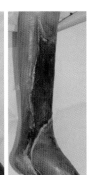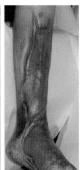

그림 5-6. 외과적 괴사조직제거술에 의한 창상치료

5-2-5
상

괴사조직의 제거는 건강하고 출혈이 있는 연부조직과 골 조직이 나올 때까지 깊고 근위부(proximal)로 진행하여야 한다.

만성 당뇨발 창상을 수술적으로 제거할 때에는 피부, 연부조직, 노출된 골조직 등을 충분히 제거해야 하며, 창상 주위의 굳은 살(callus)을 수시로 제거하여 심부의 창상을 놓치지 않도록 주의해야 한다. 수술적 괴사조직제거술의 목표는 만성창상을 급성의 낫는 창상으로 바꾸는 것이다. 심부에 농이 있는 경우는 병원에 입원하여 즉각적인 절개 배농이 필요하다. 관절 절제 및 발의 부분적인 절단은 골수염, 관절감염, 괴저가 있을 때 필요하다(그림 5-7).

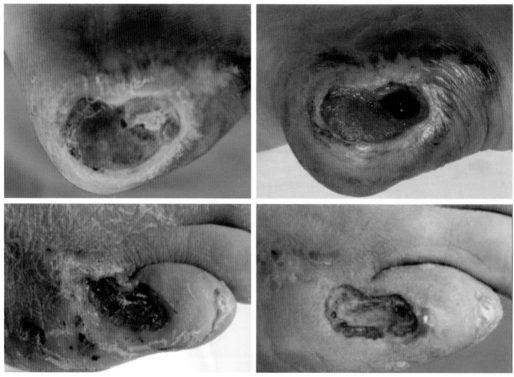

그림 5-7. 괴사조직제거술 전후 모습

5-2-6

수술적 괴사조직제거술이 표준 치료법이라면 다른 괴사조직제거술은 환자 선호도, 임상적 판단에 따라 또한 수술적 괴사조직제거술의 금기시나 심한 통증 호소시에 선택적으로 이용하여야 한다.

1) 효소적 괴사조직제거술(enzymatic debridement)은 매우 선택적인 방법으로, 창상의 죽은 조직제거를 위해 특수한 외인성 단백질 분해효소를 이용하는 방법이다. 현재 세균성 콜라겐 분해효소, 식물 추출성 파파인/요소, fibrinolysin/DNAse, 트립신, streptokinase-streptodornase 혼합을 포함한 여러 효소들이 연구되고 있다.

2) 자가분해 괴사조직제거술(autolytic debridement)은 습윤드레싱을 이용하여 괴사조직을 부드럽게 제거하는 자연적인 과정을 말한다. 자가분해 괴사조직제거술은 건강하고 습윤한 환경에서 동맥과 정맥의 흐름이 잘 유지될 때 자연스럽게 일어난다. 이 과정에서 창상이 짓무르지 않게 조심해야 한다. 또한 이 방법은 허혈이 있거나 건성 괴저가 있는 경우, 그리고 습윤드레싱으로 인하여 감염의 위험이 있거나 짓무름이 예상 될 경우에는 권장되지 않는다.

3) 기계적 괴사조직제거술(mechanical debridement)에는 습윤-건조 드레싱(wet-to-dry dressing)과 고압세척요법 및 수중치료가 있다. 습윤-건조 드레싱은 창상치료에 가장 흔하게 많이 쓰이는 방법이다. 수치료(hydrotherapy)는 월풀욕조에서 표면의 피부와 세균, 삼출물, 조직 파편을 제거하는 것을 말한다. 이와 같은 방법은 창상 초기에는 유용할 수 있지만, 육아조직 형성시에는 연약한 육아조직에 손상을 입힐 수 있다. 수압을 이용한 괴사조직제거술(hydrosurgical debridement)은 외상, 창상, 만성창상, 수술적인 절개창상, 화상의 손상조직 및 괴사조직을 수술적으로 제거하는 새로운 방법으로 노즐에 물이나 생리 식염수를 넣고 에너지 절단 빔

을 생성하여 죽은 조직제거를 시행한다. 하지만 이 방법에 대해서
는 아직 연구가 많이 진행되지 않았으며 상당히 고가의 치료법이
다(그림 5-8과 5-9).

4) 생물학적 괴사조직제거술의 구더기 치료(maggot therapy)는 무균
상태의 검정파리의 유충(Lucilia sericata)을 괴사조직 및 감염된
조직의 치료에 이용하는 것을 말한다. 구더기는 강력한 단백질 분
해효소를 분비하여 괴사조직을 액화시킨다. 구더기 치료법은 구더
기를 이용한 생물학적인 괴사조직제거술의 정확한 기전은 밝혀지
지 않았지만 괴사조직, 감염된 조직 제거효과는 좋은 것으로 밝혀
졌다. 하지만 구더기 치료만으로는 굳은 살(callus)을 제거할 수 없
기 때문에 신경병증 당뇨발 창상의 치료에 단독으로 이용되는 것
은 추천되지 않는다(그림 5-10).

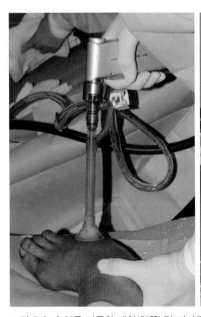 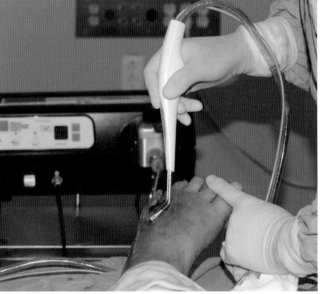

그림 5-8. 수압을 이용한 세척(왼쪽) 및 괴사조직제거술(오른쪽) 장비들

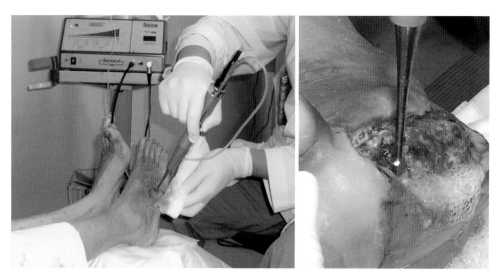

그림 5-9. 초음파를 이용한 기계적 괴사조직제거술

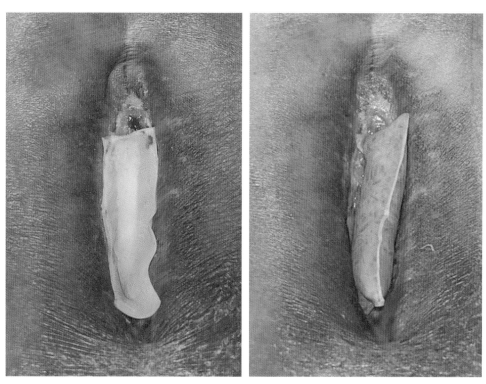

그림 5-10. 구더기 치료. 치료적용 직후(왼쪽)와 3일 후(오른쪽) .

5-3. 조직이식(Tissue transfer)

5-3-1

창상은 감염이 조절되고 괴사조직이 남아있지 않으며 연조직이 충분하다면 일차적으로 봉합할 수 있다.

심부 연부조직의 손상이 진행되기 전에 적절한 괴사조직절제술이 되고 감염이 조절이 된 상태이거나, 배농이 잘 이루어진 경우 창상을 일차적으로 봉합하는 것으로도 충분한 재건이 될 수 있으며 흉터를 최소화할 수 있다.

5-3-2

창상의 일차봉합이 어려울 경우, 창상을 개방 해 놓은 채로 자주 창상을 관찰하고 관리하다가 이차시도(secondary intention)를 하거나 지연일차봉합(delayed primary closure)을 할 수 있다.

창상을 개방해 놓고 감염을 예방하면서 육아조직형성을 촉진시키면 육아조직형성(섬유화), 구축(contraction), 상피화(epithelialization)를 통해 창상이 회복된다. 수복되지 않은 전층결손은 이차시도로 치료될 수도 있는데 대게 넓은 흉터와 구축이 발생한다. 오염된 창상의 경우는 초기에 창상을 열어두었다가 몇일 지나서 일차봉합할 수도 있는데 초기 4, 5일 간 창상을 깨끗하게 괴사조직절제술을 하고 관찰한다. 다양한 피부신장장비(skin stretching device)를 이용한 기계적 보조도 특수한 창상에서는 지연 일차봉합을 도와준다.

5-3-3

창상의 범위가 커서 일차봉합이 어렵고 이차적 창상치유에 시간이 오래 걸릴 경우, 치료기간을 단축시키거나 이식부위의 기능이나 외형을 향상시키기 위해 피부이식을 시행할 수 있다.

이식된 피부의 혈행은 창상 바닥으로부터 공급받기 때문에 창상부위가 육아조직으로 덮힌 후에 가능하며, 골이나 건 등이 노출된 경우는 피부 이식의 적응증이 되지 않는다. 따라서 육아조직 형성을 촉진하는 음압창상치료가 이식 전 창상관리에 사용될 수 있다.

5-3-4

당뇨발에서 육아조직이 덮이지 않은 광범위한 조직 결손이 있을 경우에, 연부조직 이식술(soft tissue transfer)을 시행할 수 있으며 이는 절단범위를 최소화 할 수 있는 장점이 있다.

피판술(flap surgery)은 공여부로부터 어떤 종류의 조직이든 자체 혈액공급을 갖는 조직을 거상하는 술기이다. 남은 창상 바닥에 골이나 건 등이 노출되었거나 피부이식만으로 창상의 피복이 불가능할 경우 결손부위를 채우기 위해 사용된다. 특히 뒤꿈치나 족관절 부위의 연부조직결손시에 유용하게 쓰일 수 있다. 피판의 혈행에 따라 분류하기도 하며 크게 미세문합의 유무에 따라 국소피판(local flap)과 유리피판(free flap)으로 나뉘어진다.

1) 국소피판(local flap or regional flap): 무작위 국소피판(random local flap), 고유근피판(intrinsic muscle flap), 외상과피판(lateral supramalleolar flap), 내족저피판(medial plantar flap), 역장딴지동맥피판(reverse sural artery flap)등 다양한 피판술을 사용할 수 있다. 그러나 당뇨발의 혈행상태 특히 말초혈행은 주로 작은 병행

혈관(collateral vessel)에 의지 하는 경우가 많으므로, 혈행상태를 고려하지 않은 국소피판은 말초혈행을 위태롭게 만들 수 있다.

2) 유리피판(free flap): 현재 유리피판을 이용한 미세수술적 재건(microsurgical reconstruction)은 당뇨발 창상이 있는 하지의 구조(salvage)에서 중요한 역할을 하고 있다. 당뇨발의 재건은 감염을 이겨내고, 적절한 외형(contour)과 완충기능, 보행 중에 발생하는 장력에도 잘 견딜 수 있는 내구성 있는 피부, 좋은 혈행의 조직으로 이루어져야 하는데 유리피판이 이에 부합하는 성질을 가진다. 그러나 하지의 혈행이 좋아야 가능한 술식이다(그림 5-11).

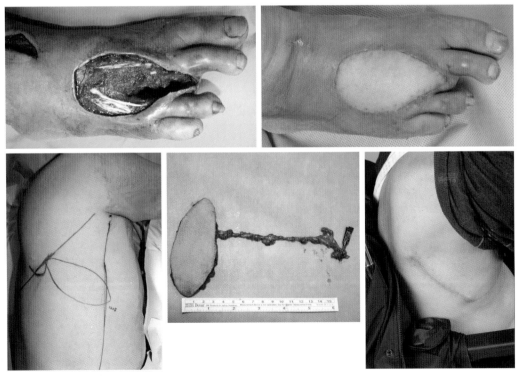

그림 5-11. 흉배동맥천공의 유리피판술을 이용한 발등 재건의 수술 전후 모습.
(위) 수혜부. (아래) 피판공여부.

5-3-5 _하 창상수복을 위하여 생물학적 진피이식(biologic dermis graft)을 고려할 수 있다.

생물학적 진피이식에는 동종진피이식(allogenic dermis graft), 인조진피이식(artificial dermis graft) 등이 있다. 이중 동종진피는 이식거부를 일으키는 표피를 모두 제거하는 과정을 거친 멸균상태의 인간진피로 연조직과 피부대체물로 가장 널리 사용되고 있다. 인조진피는 주로 교원질(collagen)이나 히알루론산(hyaluronic acid)이 주성분인 시트(sheet)나 스폰지 형태로서 육아조직 형성을 촉진시키는 것으로 알려져 있으며 임상에서도 적용 중이다(그림 5-12).

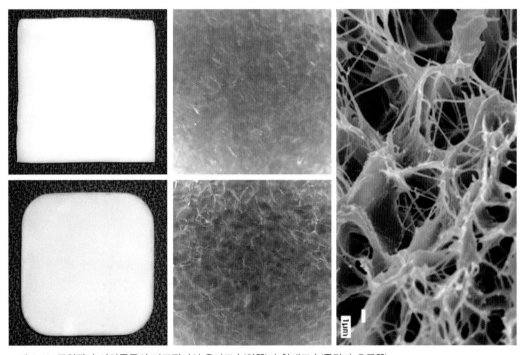

그림 5-12. 교원질과 히알루론산 인조진피의 육안모습(왼쪽)과 확대모습(중간과 오른쪽)

최신치료법

5-4-1
자가 및 동종 섬유모세포(fibroblast) 치료는 당뇨발 치료의 보조요법으로 고려할 수 있다.

당뇨발 창상의 치료에 있어 배양된 세포이식을 이용하여 치료하는 방법은 상당한 관심을 불러 일으키고 있다. 창상에 이식된 섬유모세포는 세포증식을 조절하고 혈관신생을 촉진하고 염증과정을 변화시키는 여러 싸이토카인과 성장인자를 분비한다. 그들은 또한 교원질, 단백당(proteoglycan), 다른 단백질과 같은 3차원적인 세포외기질(extracellular matrix)을 생산함으로써 창상 환경을 개선시키고 치유를 촉진한다. 우리나라에서 자가 배양된 섬유모세포와 하이알루론산 골격으로 구성된 시트(하이알로그라프트3D®)가 당뇨발 치료에 이용 가능하나 동종섬유모세포치료제는 아직 상품화된 것이 없다. 이 치료가 표준치료로 정해지기 위해서는 더 많은 연구가 필요하다(그림 5-13).

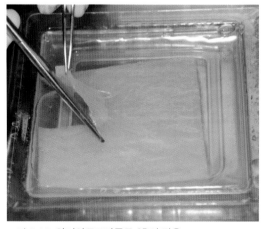 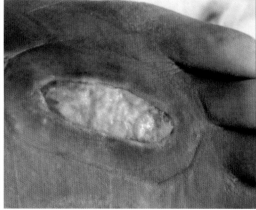

그림 5-13. 하이알로그라프트 3D의 적용

5-4-2
중

동종각질세포 이식(keratinocyte allograft)은 창상 경계 부위 상피화를 촉진하고 육아조직을 발달시키는 효과가 있으며 의료진은 혈액순환부전, 감염, 압력완화 등의 치료를 선행한 후에 이를 보조요법으로 이용할 수 있다.

각질세포는 많은 성장인자와 기저막의 주된 구성요소를 합성하고 분비함으로써 창상치유를 촉진하는 것으로 알려져 있다. 동종각질세포(칼로덤®)는 창상의 가장자리나 남아있는 모낭(hair follicle)에서 숙주의 각질세포의 이동과 증식을 촉진하며 성장인자(TGF-α, PDGF, bFGF, VEGF, TGF-β)뿐만 아니라 싸이토카인(IL-1,6,8,10), 세포외기질(fibronectin, laminin)과 기저막구성물도 분비한다. 이 배양 동종각질세포 치료는 단독으로는 쓰일 수 없으며 당뇨발 창상의 표준치료인 괴사조직제거술 및 감염조절, 압력감소 및 재혈관화 등과 같이 진행되어야 한다(그림 5-14).

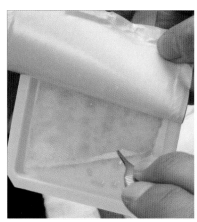
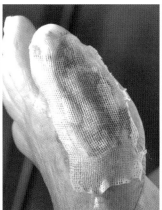
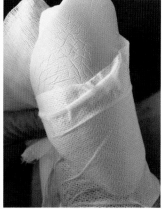

그림 5-14. 칼로덤의 적용

5-4-3 혈소판, 지방기질세포, 골수줄기세포도 만성 당뇨발 창상 치료 중 하나의 선택이 될 수 있다.

혈소판추출을 위해서는 혈액을 채취한 후 원심분리한 혈소판풍부 혈장 겔을 만들어 창상표면에 뿌린 후 필름 드레싱으로 밀봉한다. 이 치료과정 동안에 압력감소와 같은 창상 원인제거 치료는 지속되어야 한다. 혈소판은 α granule 로부터 적어도 7개의 국소적으로 작용하는 성장인자를 포함하는데. 3개의 PDGF 이성질체(PDGF-AA, PDGF-AB, PDGF-BB), 2개의 TGF-β 이성질체, VEGF, EGF 이다. 혈소판은 이런 성장인자를 창상에 효과적으로 전달하여 만성 창상치유에 효과가 있음이 밝혀졌다. 자가 및 동종 혈소판 모두 효과가 있음이 보고된 바 있다. 그 외에도 지방세포로부터 추출되어 창상 기저부에 생착되어 성장인자를 제공하고 세포외기질을 제공하는 기능을 하는 지방기질(stromal vascular fraction) 세포와 골수줄기세포(bone marrow stem cell)의 당뇨발 창상에 대한 연구가 진행되고 있다(그림 5-15).

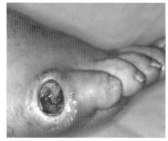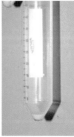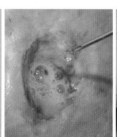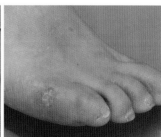

그림 5-15. 혈소판이식을 이용한 창상치료

5-4-4

고압산소치료는 창상치유를 방해할 정도의 심한 저산소증이 있는 당뇨발 창상의 치료에 한해 다른 표준치료의 보조요법으로 쓸 수 있다.

고압산소의 치료는 만성창상에서 혈관증식, 교원질형성 촉진, 감염에 대한 내구성 증가, 상피화 촉진 등의 긍정적인 역할을 제공하는데 100% 산소를 보통 대기압보다 2~3배 높은 압력으로 제공함으로써 피부를 통한 산소포화도의 증가를 유도하는 것이다. 고압산소의 치료는 발의 절단을 통계적으로 유의하게 감소시키는 것으로 보고되어 있다. 고압산소는 경피산소분압(TcPO2)이 40 mmHg 미만인 경우 효과가 극대화 될 수 있다. 기존의 치료에 실패한 Wagner grade 3 이상의 당뇨발 창상 치료에 적용이 가능하다고 제시된 바 있으나 대상 환자군을 정의하기 위한 연구가 더 필요한 실정이다.

5-4-5

음압창상치료법(NPWT)는 기존의 습윤드레싱과 비교하여 창상의 빠른 치유와 육아조직 발달을 촉진하는 보조치료로 표준치료와 병행해서 시행한다.

음압창상치료법은 당뇨발 창상의 치료에 흔한 보조요법이 되었다. 상용화된 기기를 이용하여 창상기저부에 국소적인 음압을 걸어줌으로써 창상치유를 촉진할 수 있다. 이 치료법은 부종을 제거하고 만성 삼출물을 제거하며, 세균집락을 감소시키고 신생혈관형성을 촉진하고, 세포증식을 유도하며, 기계적인 힘으로 창상의 산소화를 증가시킨다. 또한, 음압창상치료법은 노출된 골, 인대를 비롯한 근골격계의 육아조직 형성에 효과적인 것으로 알려져 있으며 부분층식피술의 생착이나 국소피판술, 피부대체물의 창상바닥으로의 접착을 촉진시킨다.

5-4-6 상피세포 성장인자(epidermal growth factor; EGF)는 창상의 재상피화, 육아조직형성 및 교원질합성, 혈관신생을 돕는 물질로 단독 치료보다는 복합적인 당뇨발 치료원칙과 함께 접근하여 적용하여야 한다.

당뇨발 창상과 같은 만성창상은 정상적인 창상치유 시스템이 상실된 경우가 많기 때문에, 창상부위에 상피세포 성장인자를 포함한 기타 성장인자들의 농도가 극히 낮다. 이런 만성창상에 외부에서 재조합 상피세포 성장인자를 투여하면 병리기전이 보다 치유에 유리하게 작용한다. 현재 국내에서 개발된 제품(이지에프®)은 일반 멸균된 생리식염수로 창상을 세정한 후 물기를 제거한 창상부위에 1일 2회 분무 후 습윤드레싱을 하는 방식이다.

5-4-7 섬유모세포 성장인자(fibroblast growth factor; FGF)는 창상치유에 관여하는 세포의 이동과 증식을 촉진하며 괴사조직제거술, 감염관리, 압력완화 등의 시행과 동반하여 보조적으로 사용 할 수 있다.

섬유모세포 성장인자는 섬유모세포의 증식을 촉진하며, 혈관내피세포, 혈관평활근세포 및 상피세포 등 창상치유에 관여하는 세포에 존재하는 섬유모세포수용체에 작용하여 이동 및 증식을 촉진한다. 또한 창상치유 과정의 초기에 관찰되는 염증반응을 증강시키며, 혈관신생, 육아형성 촉진 및 창상의 재상피화를 촉진하는 작용을 한다. 일본에서 개발된 제품이 우리나라에서 수입 판매되고 있다(피블라스트®). 창상표면에 분무한 다음 폼 드레싱으로 덮는 과정을 1일 1회 시행하여 적용한다. 이 치료도 괴사조직제거술, 감염관리, 압력완화 등의 다른 표준치료가 선행된 후에 적용되어야 한다. 현재 욕창, 화상 등에서 사용되고 있으나 당뇨발에서의 유용성에 대해서는 임상연구가 필요하다.

제6장
예방 및 교육

발에 발생하는 문제는 당뇨를 가진 사람들이 입원하는 가장 흔한 이유이다. 당뇨발의 발생은 환자뿐만 아니라 병원의 의료비용 측면에서도 큰 손실이 아닐 수 없다. 무엇보다 당뇨발의 가장 큰 문제는 감염으로 인해 절단의 위험성이 15~20배 높아지며, 발목이상에서 절단(major amputation)을 한 환자는 5년 내 사망률이 50% 이상으로 높다는 것이다. 그러므로 당뇨 환자에게 창상발생 예방과 발관리 교육을 하는 것은 매우 중요하다 (그림 6-1).

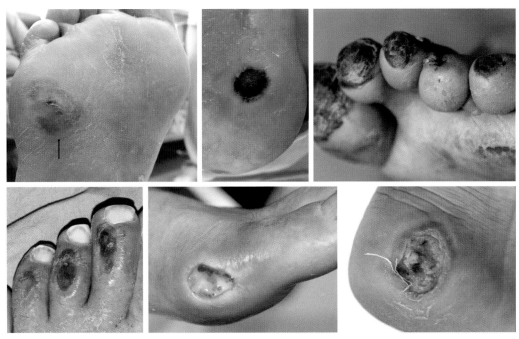

그림 6-1. 예방 및 발관리교육 부족으로 발생한 당뇨발 창상들. 특히 신경병성 당뇨발의 경우 신발 등 적절한 발관리로 충분히 예방이 가능하다.

6-1. 정기검진

6-1-1 당뇨를 가진 모든 환자는 잠재적인 발 문제를 확인하기 위해 적어도 1년에 한번씩 발검사를 받아야 한다.

당뇨 환자가 발에 대한 어떤 증상이나 불편함을 호소하지 않는다고 해서 그 발이 건강하다고 생각해서는 안된다. 왜냐하면 환자는 신경병증이나 말초혈관병증, 또는 창상에 대한 병변을 스스로 인지하지 못할 수 있기 때문이다. 따라서 건강관리 전문가들과 환자에게 정기적인 검진과 교육을 시행함으로써 고위험 환자의 당뇨발 발생을 예방하도록 해야 한다.

6-1-2 당뇨발 창상의 위험요인을 가진 환자는 1개월에서 6개월마다 발 정기검진을 받아야 한다.

당뇨발 예방을 위한 전략으로써 환자와 의료진 교육, 당뇨발의 다학제 치료, 건강관리 전문가들의 세심하고 지속적인 정기검진이 절단률을 49-85% 감소시킬 수 있다. 창상, 발변형, 신경병증, 굳은살, 발맥박 이상, 이전의 창상병력, 절단병력, 부적절한 신발 등 어느 것이라도 있으면 당뇨발의 위험성이 높은 것이다.

위험인자	평가 주기
신경병증이 없는 경우	매년
신경병증이 있는 경우	6개월마다
신경병증, 혈관병증 그리고/또는 발 변형이 있는 경우	3개월마다
이전 당뇨발 창상 또는 절단 경험	매달~3개월마다

6-1-3

발의 정기검진시 발의 감각상태를 확인하고 맥박을 촉진한다.

당뇨발 예방 및 치료와 관련된 연구결과에 따르면 신경병증이 당뇨발의 중요한 원인이므로 발의 감각과 맥박의 소실이 있는지 검사했을 때 발의 절단률이 감소됨을 알 수 있다. 발의 감각상태를 확인하는 방법으로 Semmes-Weinstein 10그램 단일섬유검사와 진동감지 역치검사가 추천된다. 혈관병증에 대한 비침습적이고 간단한 진단방법으로는 발가락-상완지수 또는 발목-상완지수가 추천되며, 발에 창상이 있다면 경피산소분압($TcPO_2$)을 측정한다. 경피산소분압 검사는 필요시 발의 절단범위를 예측할 수 있는 유용한 검사이기도 하다.

6-2. 발의 이상징후

발의 이상징후 원인은 말초신경병증과 혈관병증의 두 가지 큰 원인으로 나누어 설명할 수 있다.

6-2-1

발변형, 발의 감각이상, 피부의 건조함, 발의 과도한 열감을 호소하는 경우 말초신경병증을 의심할 수 있다.

당뇨로 인한 말초신경병증 환자는 운동신경, 감각신경, 자율신경계의 손상이 나타난다. 우선 운동신경 손상으로 근육의 위축이나 관절의 움직임 제한 등으로 발가락과 발의 변형이 나타나며, 발의 변형은 보행의 변화를 초래한다. 샤르코(Charcot), 갈퀴족지(claw toe), 망치족지(hammer toe), 무지외반(bunion) 평발(flat feet), 요족(high arch feet) 등이 발변형에 포함된다. 게다가 외상을 인지하는 감각기능 저하가 동반되면 굳은 살(callus), 창상 발생, 골수염 등의 심부감염까지도 발생하게 된다. 또 자율신경계 손상은 피부의 땀분비 감소와 혈류조절이상을 일으킨다. 특히 당뇨 환자는 발에 땀이 나지 않게 되어 피부가 건조해지고 갈라져 창상이 생기면 세균에 의한 창상감염이 발생하기 쉽다. 혈류조절이상은 혈관운동기능장애(vasomotor dysfunction)로 발의 동정맥 단락(AV shunt)이 열려서 하지의 혈류가 증가함을 의미한다. 이 때 피부온도가 올라가면서 심하게 발의 열감을 느끼게 된다. 결국 혈류량의 증가는 골부종을 유발하여 뼈가 약해지고 파괴되는 당뇨병성 신경관절병증(Charcot)의 발생원인이 되기도 한다.

6-2-2

다리의 통증(보행시나 휴식시), 피부가 찬 경우, 맥박이 약한 경우, 피부의 두께가 얇아지면서 하얗게 빛이 나는 경우, 발가락의 털이 없어지는 경우 혈관병증을 의심할 수 있다.

당뇨병성 혈관병증의 주요원인은 동맥경화이며, 당뇨를 가진 환자에서는 더 많이, 더 자주, 더 심하게, 더 젊은 나이에 발생하여 빠르게 혈관폐색이 진행되고 여러 혈관을 침범하는 특징을 보인다. 특히 무릎 아래의 말초동맥혈관을 폐색시키는 문제가 흔하다. 혈류량이 감소하는 혈관병증이 있을 때 피부를 만져보면 피부가 차고 맥박은 약하며, 피부의 두께가 얇아지면서 하얗게 빛이 나고, 발가락의 털이 없어진다는 특징이 있다. 혈관병증 환자에게 창상이 발생하면 절단의 위험성이 증가하므로 피부상태를 특히 잘 확인하도록 한다. 특히 혈관병증은 허혈성 통증인 간헐적 파행(intermittent claudication)이 나타나는데, 통증의 양상은 다리의 힘이 빠지고 갑자기 장딴지가 터질 듯 조이는 느낌이 나타나며, 심하면 숨을 못 쉴 정도로 힘들고 다리 전체를 움직이기 힘들어진다. 특히 걸을 때 나타나지만 다리에 힘을 주거나 잠잘 때 한쪽 또는 양쪽 모두에 나타날 수도 있다.

6-2-3

발의 이상징후를 확인하기 위해서는 발검사시 다리전체에서 발바닥, 발뒤꿈치, 발가락 사이까지 자세하게 검사하도록 한다.

당뇨발의 외상, 굳은살, 물집, 균열 등은 발바닥, 발뒤꿈치, 발가락 사이에 흔히 발생한다. 따라서 발의 이상징후를 확인하기 위해서는 발검사 시 다리전체에서 발끝까지 자세히 검사하도록 한다. 만약 발에 창상이 발생하였다면 창상의 위치, 통증유무, 창상형태, 창상 크기, 창상바닥의 상태, 창상단면, 창상주위피부, 삼출물, 괴사유무를 확인한다.

6-2-4

발에 창상이 있을 경우 발변형이 있는지 확인한다.

당뇨 환자에서 신경이상으로 발감각이 둔해지고 발에 가해지는 압력의 분산이 부적절하다면 발에 굳은살과 창상이 생길 뿐만 아니라 만성창상으로 진행된다. 또한 발창상이 호전되었다 할지라도 발에 압력이 지속적으로 가해진다면 4개월 내에 40%에서 창상이 재발된다는 보고가 있다. 따라서 신경기능 이상에 의한 발변형이 일차원인인지 확인해야 한다.

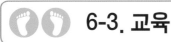 **6-3. 교육**

6-3-1
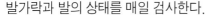
상

당뇨 환자를 위한 자가 발관리법으로 다음의 내용을 숙지하도록 교육한다.

발가락과 발의 상태를 매일 검사한다.

만약 시력 장애가 있거나, 직접 자기 발을 검사 할 수 없을 경우에는 다른 사람이 발을 검사하도록 한다.

발 위생을 위해 매일 발을 닦고 특히 건조한 발의 경우, 발가락 사이를 조심스럽게 닦아낸다.

화상예방을 위해 히터나 핫팩, 사우나 이용을 하지 않는다.

맨발로 걷지 않는다. 발 보호를 위해 항상 양말이나 실내화를 신는다.

굳은살 제거를 위해 화학약품(티눈 연고 또는 반창고) 사용을 하지 않는다.

발이 조이는 신발, 솔기가 울퉁불퉁하고 단단한 신발은 발에 손상을 줄 수 있으므로 신지 않는다.

건조한 발에는 보습제를 바르고 5분간 마사지 하듯 문지르되, 발가락 사이에는 바르지 않는다.

매일 양말을 갈아 신고, 벗은 양말은 삼출물이 묻었는지 확인한다.

양말은 솔기가 없는 것을 신거나, 솔기가 바깥으로 나오도록 뒤집어서 신도록 한다.

조이는 양말이나, 무릎까지 올라오는 양말은 혈액순환에 좋지 않은 영향을 미치므로 신지 않는다.

발톱은 너무 짧게 깎지 않는다. 너무 짧게 깎을 경우 내향성 발톱(ingrowing nail)으로 변하면서 감염을 일으킬 수 있다.

티눈이나, 굳은살은 집에서 깎지 말고 반드시 병원에서 치료받는다.

만약 집에서 여러 사람이 사용하는 발톱깎이로 발톱을 깎다가 창상이 생기면 감염의 위험이 높아진다.

당뇨를 가진 환자는 정기적으로 발 검사를 받아야 한다는 인식을 가질 수 있도록 진료 시 이에 대한 지속적인 교육을 시행한다.

일단 물집이나 작은 외상, 긁힘 또는 창상이 발생하였다면 지체하지 말고 병원을 방문하도록 설명한다.

당뇨 환자는 심장질환이나 신장질환 등이 동반되므로 다리의 부종이 나타날 수 있다. 만약 부종이 있다면 의존성 부종인지 아닌지(dependent edema or pitting edema), 국소적 부종인지 전신적 부종인지, 양측성 부종인지 한쪽에만 나타난 부종인지 검사한다.

발의 변형이 있는지 검사한다.

생체역학적 상태(biomcchanical status)를 확인한다.
근 위축, 관절범위의 제한, 관절 움직임의 장애(impaired joint mobility), 보행 이상을 확인하기 위해 서 있는 자세, 걷는 자세, 누운 자세에서 발 상태를 확인한다.

6-3-2 당뇨발 환자의 건강한 발관리를 위해 적절한 발톱관리 교육이 필요하다.

당뇨발 환자의 건강한 발관리와 환자에게 적절한 교육을 제공하는 것은 발관리 전문가의 중요한 역할 중 하나이다. 혈관병증환자는 특히 더욱 조심해야 한다.

6-4. 발의 압력부하 감소 방법

6-4-1

당뇨 환자는 적절한 당뇨발용 신발을 착용하는 것이 당뇨발을 예방하는데 도움이 된다.

당뇨 환자는 발보호를 위해 실내외에서 반드시 신발을 신도록 하고, 발변형이 있다면 발 모양에 맞춰 제작된 신발을 신어야 발을 보호할 수 있다. 맞춤 신발이나 안창(insole)의 사용이 발에 가해지는 압력을 감소시킨다는 연구와 관련해서는 아직 증거가 충분하지는 않으나, 부적절한 신발의 사용은 창상발생의 중요한 원인이므로 신발선택에 신중을 기해야 한다. 신발을 구입할 때에는 발길이보다 1-2 cm 큰 것으로 선택하되, 신발끝이 뾰족하거나 발가락이 꽉 조이는 것은 신지 않는다. 신발이 잘 맞는지 확인하기 위해서는 일어서서 걸어 보아야 하고, 신발구입은 일과 후에 하도록 한다. 신발이 너무 꽉 조이는 경우 피부와 닿는 부분, 특히 발바닥과 발가락 부분에 발적이 나타나고 시간이 지나면 굳은살과 창상이 나타날 수 있다.

6-4-2 발에 가해지는 압력부하를 감소시키기 위한 방법(off-loading) 중 전접촉석고가 효과적이다.

당뇨발용 신발에 대해 환자의 순응도가 좋지 않을 경우에는 전접촉석고가 추천된다. 전접촉석고를 시행할 때에는 창상의 변화를 확인하기 위해 1주 또는 2주마다 석고를 새로 교체하고 창상이 호전될 때까지 기간을 연장하면서 적용한다. 발바닥에 가해지는 압력을 분산하기 위해 수술을 하기도 하는데 예를 들면 신경병증 환자의 발바닥 앞쪽(fore foot)에 창상이 발생하였을 때 아킬레스건연장술(Achilles tendon lengthening)과 함께 전접촉석고를 시행하면 전접촉석고 단독으로 시행한 군보다 창상의 재발이 낮았다고 보고된 바 있다.

6-4-3 굳은살 제거는 당뇨발을 예방하는 효과가 있다.

굳은살(callus) 제거가 30% 정도의 압력감소 효과가 있다는 연구가 있으나, 압력 감소의 지속력이 얼마인지는 알려져 있지 않다. 정기적인 굳은살 제거는 창상예방에 효과적이다. 굳은살을 제거하는 시기는 환자의 일상생활 습관, 운동량과 관련이 있으므로 1주-3개월까지 환자특성에 맞게 외래방문을 하도록 한다.

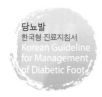

당뇨발
한국형 진료지침서
Korean Guideline
for Management
of Diabetic Foot

찾아보기

번호

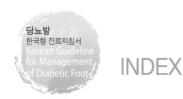

INDEX